图 解

儿童舌诊

伸伸舌头，家长无忧

罗大伦 著

知名中医专家　中医诊断学博士
中央电视台《百家讲坛》特邀嘉宾
北京电视台《养生堂》栏目前主编

江西科学技术出版社

2019 · 南昌

家长学会儿童舌诊，就是孩子的福音

多年来，我一直提倡家长要学习中医知识并以此来保护孩子。现在，有太多家长因为不懂中医知识而无法正确养育孩子，结果导致孩子生病时四处求医，也给医院增加了压力——现在很多儿科医生都处于压力极大的状态。即便如此，有些病还有可能治不好。如此，孩子会更遭罪。

因此我一直提倡中医育儿，希望家长多学学中医知识来给孩子做好保健工作。

我是搞舌诊研究的，但在我出版的书中，还没有关于儿童舌诊的内容，这一直是我的遗憾。要知道，学会观察孩子的舌头特别重要，您把孩子的舌象看清楚了，很多问题就看出来了——因为这个方法最直观。看看舌头就能分析出孩子是什么体质，孩子身体哪儿出问题了，需要给他从饮食的哪方面做调整——在解析症状和成因之后，我都会给出相应的食疗、推拿等方法，方便您根据孩子的身体情况及时对症调理。中医讲究一方多用，很多看上去症状不同的疾病，其实治疗的方法是相同的。

那么，孩子的舌头反馈出来的最大问题是什么呢？现在患积食的孩子特别多。所以如果能够及时发现孩子的积食，并能够区分出阴和阳来，那么您在给孩子调理的大方向上基本不会出错。

在这本书里，我就不再讲外感了，主要讲孩子生病的内因——孩子的身体本身出了什么问题。实际上内因是基础，孩子身体的阴阳平衡了，体内也没有积食了，那么外感的风、寒、暑、湿、燥、火，这六邪根本不会侵袭身体。

因此，在本书中，我就讲讲孩子体内会怎么失调。如果家长能通过书中列举的这些舌象，学到一些舌诊知识，平时用来分析孩子的身体状态，及时了解孩子的身体大概有什么问题的话，这就是成功。

我建议每位家长都要了解孩子的舌头，多观察孩子的舌象，如果发现孩子的身体有偏颇，通过饮食、推拿等种种方法稍微调整一下，这就是孩子的福音。我相信，孩子在您的呵护下一定会越来越健康。

罗大伦

2019 年 4 月 17 日

目录
Contents

最好的医生，应该是父母自己

积食是孩子生病的根源

孩子脾胃虚弱怎么办

家有阴虚、
阳虚体质的孩子怎么养

不要小看孩子体内湿气重的危害

小心孩子体内有瘀血

第7章 肝气不舒的孩子，家长最应该重视

第8章 保护孩子的健康，要从生活点滴做起

第1章

最好的医生，
应该是父母自己

◎ 父母对孩子生病的心态，直接关系到孩子的长久健康
家长用紧张焦虑的心态育儿，会举止失措，孩子的诸多健
康问题就是由此引发的。

◎ 生活越来越好，为什么孩子的疾病却越来越多
违反自然法则，是导致孩子身体失常的重要原因。现在城
市化进程加快，随之而来的，是孩子的疾病越来越多。

◎ 想让孩子少生病、不生病，抓住两个要点
学会调理外感和脾胃不足，孩子的身体基本就不会出问题
了。想要防治孩子的外感，家长就要养好孩子的肺。

◎ 家长为什么要学会儿童舌诊
我们平时给孩子调理身体的思路其实不是治病，而是治未
病。当孩子体质出现偏颇的时候，懂舌诊的家长会更有养
护优势，因为他们知道调理的方向。

① 父母面对孩子生病时的心态，直接关系到孩子的长久健康

我越来越觉得，**父母面对孩子生病时的心态，直接关系到孩子的长久健康。**

举个例子，有位外地的朋友找到我，说孩子的身体有问题，希望我给他看看。结果等我见到这家人，就发现孩子的母亲无比紧张，给人的感觉是天都要塌了。

其实，这是我在面对生病的孩子家长时最常见到的情景。最初我以为是孩子的身体失调让母亲紧张了，可是，慢慢地，我发现是**因为母亲有紧张情绪，才导致孩子容易生病。**

为什么这么说呢？因为生病是每个人都会遇到的情况。一般来说，孩子偶尔生一次病，心态比较稳定的家长，就会正确处理，然后孩子痊愈，此事就过去了。但在心态焦虑的家长那里，孩子一生病，往往就会导致严重的后果——比如孩子感冒，家长会给孩子用药，如果用药后孩子一直没有完全好，家长会再继续用药，使孩子的体质因为频繁用药而失调，这时再请各种医生，用各种药，孩子的体质则会更加失调……

尤其是，这种用药法会陷入一个恶性循环——用热性药，孩子体质变热了；然后用凉性药，孩子体质变凉了；再用热性药，孩子又热了；再用

凉性药，孩子怕冷了；再用热性药……最后家长抓狂——名医在哪里？我要更多、更好的医生！

这个过程挺可怕的。

大家可能都骑过自行车吧。当您双手握着车把时，如果两只胳膊特别紧张，会出现什么情况？车把会左右抖动、摇摆，因为胳膊在较劲；若调整过度，最终连人带车会一起倒下。但如果双臂放松，反而会骑得非常平稳，有的人甚至只需把双手轻轻搭在车把上面——这和育儿是一个道理。

再说回前面的例子。当时，我把这些道理讲完，孩子的父亲不住地点头道："您说得太对了，孩子妈妈每天都紧张得不得了。您知道吗，她经常晚上整夜不睡，趴在孩子旁边看他什么时候鼻子有点儿堵，什么时候又咳嗽了。我都很头疼。我就说这样问题很大，可她不听！"

可能有人会说，孩子生病，当妈的当然会紧张啊！

我告诉大家，确实有这样的案例——家长彻底放松自己，经常带孩子出去玩，不给孩子压力，结果孩子一点儿药都没用，没多久便彻底痊愈。

我记得小时候，很多乡下的孩子整天流着大鼻涕，爹妈也没怎么管，孩子整天在田地里跑来跑去的，最后也长大了，比城里的孩子还健康。

我当年到北京中医药大学读博士，学校的西门边上有个报刊亭，卖报纸的是一对外地来京的年轻夫妇。那会儿，他们刚生了一个男孩，两口子忙着卖报纸，我看他们就在报亭旁边的人行道上，铺上一张报纸，然后把孩子放在上面。这胖小子什么也不穿，整天光个屁股，在报纸上滚来滚去。当年我看着这个场景，就经常想，这也是一种育儿方式啊，和我们城里人的精细养育完全不同，这是粗放式的养育方式。

好多年以后，我去北京中医药大学附近办事，路过报刊亭，看到一个身体很壮的小男孩坐在报刊亭边上的椅子上。我问老板："这是你们的孩子吗？就是当年光着屁股躺在地上的那个孩子？"老板说："您还记得啊，就是他，都10岁了！"

这样的育儿方式，我们不评价优劣，但是，它和前面提到的紧张母亲的育儿方式相比，正好是两个极端。最后，谁的孩子健康，我想结果应该是很明显的。

所以我对那位母亲说："我认为，**母亲的心态平和放松，孩子的头疼脑热就很容易调整，孩子就会健康。如果母亲焦虑恐惧，孩子一定不健康。**"

有人说，您讲的这不是"吸引力法则"吗？

其实，我没有看过《吸引力法则》这本书。我讲的不是那么神秘的内容。我讲的就是，家长一焦虑，在孩子出现小问题时就容易举措失当，可能会引起更多的问题。

我那天也给孩子推荐了调理脾胃的食疗方，诸如山药、莲子肉等方子，但是更多时间是用来讲这个道理。我感觉到，孩子母亲的眼里出现了些许失望，估计她在想：我大老远跑来，您讲的却是这些。

后来她说："我就是希望找到一位名医，开个特别好的方子，把孩子'咣当'一下调理好，全部正常。这样就好了。"

我告诉她，无论这个孩子去看哪个中医，都可能要一点点地调理脾胃。其实这个孩子出现的问题，是很好调理的。但是如果做母亲的心态没有摆正，看到孩子生病后服药好得慢，如此紧张无措，就可能会病急乱投医，让孩子的身体失调加重。

因此，这个"名医"，应该是她自己。

后来我和他们夫妇开玩笑说："你们这么紧张都是因为这个孩子是独生子女。如果你们再生一个，就不会这么紧张了。"

她当时吓坏了，说："天啊！那还了得，一个孩子生病我都要崩溃了，整晚都睡不着觉，哪敢再来一个？！"

我说："看看，本来养孩子是一件幸福的事情，您现在把它变得多么可怕。"

我认为，学习育儿知识是所有家长都要做的。与其在孩子生病后疲于奔命，不如马上认真学习。因为，此时孩子身体出现的问题，有可能只是一个开始的信号，在孩子接下来的成长过程中，各个阶段都可能会出现这样那样你预想不到的问题，特别是孩子上学之后、青春期，出现的问题可能会越来越多。

家长用紧张焦虑的心态育儿，会举止失措，孩子的诸多健康问题就是由此引发的。

希望大家从现在开始，摆正育儿的心态，把孩子身体未来可能出现的问题消灭在萌芽阶段。

我一再地强调家长的心态对孩子健康的影响，就是希望全天下的父母都能明白：**孩子最好的医生，就是父母自己。**

② 生活越来越好，
为什么孩子的疾病却越来越多

　　大多数中医认为，小儿为稚阴稚阳之体，意思是此时孩子体内的阴气、阳气都处于生发的阶段，容易受到伤害。但也有部分中医流派认为孩子为少阳之体，并以此来说明孩子生发得快，处于生长迅速的阶段，这是孩子的最大特点。

　　无论哪一种观点，"生发"都是孩子此时的生理特点。**在我们的生活中，任何损害孩子生发的事情，都是引起小儿疾病的重要原因。**

　　我见过的小儿患者很多，每次看到家长揪心的面容，看到孩子虽然身有病痛却仍旧天真地只顾玩耍的样子，我都心痛不已。所以我也在不断地琢磨——这些孩子，到底是哪里出了问题呢？

　　最终，我总结出原因如下：**违反自然法则，是导致孩子身体失常的重要原因。现在城市化进程加快，随之而来的，是孩子的疾病越来越多。**

　　有调查研究数据表明，很多疾病，比如哮喘，城市孩子的患病率比乡村孩子高很多，发达国家的患病率比不发达国家高很多。这是一个非常能说明问题的现象。

　　城市化带来的第一个问题是环境污染。

　　我站在北京电视台 29 层办公楼，往下一看——"云雾"缭绕啊，一排排的车堵在那里，空气污染很严重。我每天穿梭街头呼吸的就是这种空气啊。

汽车尾气弥漫街头，这是一个很严重的问题。

孩子的呼吸系统是最娇嫩的，他们的呼吸频率比大人高很多，与空气中污染物的接触程度更高。我曾经看过美国的医学资料，他们的研究十分细致，甚至统计出在房间里，孩子身处不同高度会吸入多少污染物。因为孩子的身高较矮，而很多污染物都比空气重，容易沉积在最底层，所以孩子吸入的更多。

以前我们总以为孩子和我们吸入的空气是一样的，但是这项研究告诉我们：**孩子比我们吸入的污染物更多，他们呼吸道承受的压力可能比成人更大。**

中医认为，肺经是在人患外感的时候，最容易被侵袭的系统；如果这个系统平时就不够强健的话，那会非常容易出问题。

所以说环境污染对孩子的影响十分大。

我觉得，家长要定期带孩子去郊区或者公园等空气质量好的地方玩耍，至少每周去一次，这样有利于孩子肺经的保养。在空气污染严重时，污染物不易散去，则不要让孩子长时间在室外活动。

每日的饭菜，我们可以多给孩子吃一些补肺的食物，比如木耳、百合等。家长可以多想想烹饪的方法，看看如何利用食补的方法缓解这种空气污染对孩子身体造成的伤害。

城市化带来的第二个问题是过分洁净。

讲卫生似乎是很好的，但是，事情往往有两面——我们现在追求的洁净已经过度了。电视里香皂广告宣传的就是：一定要让孩子远离细菌，他接触的东西一定要清洗干净。

我对这件事儿有不同的看法。为什么呢？

孩子体内的防御系统好比军队，如果它们能够经常见到敌人（细菌），那么它们是可以保持一定战斗力的——因为经常得到锻炼。可是，如果这支军队，连敌人长什么样都见不到，那它们可能一直保持很强的战斗力吗？

我们必须保持身体"防御部队"的战斗力，要相信我们的身体"部队"，它们在遇到"敌人"的时候，是可以消灭他们（各种外来病毒）的。这就好比我们每天都会遇到乙肝病毒，但是绝大多数人不会患病，因为我们体内的"防御部队"可以消灭"敌人"。但是如果您总是不让孩子的防御体系得到锻炼，等遇到外邪入侵，它们根本就不会起作用了。

用我妹妹来举例。她以前在澳大利亚生活，那里空气纯净，所以她的"防御部队"明显得不到锻炼。她每次回国，一遇到空气污染，就会立刻感冒发烧，就是这个原因。

看到这里，也许您该发问了："前面不是说空气污染对人体不好吗？可是按照您这里所写，被污染的空气似乎也可以锻炼我们的呼吸系统，那我们也不必追求太干净的空气啊。"

我们让孩子多接触自然界里的东西，比如泥土，实际上是让他们多接触各种微生物。但空气里面的污染物，有害的多数是化学物质，比如汽车尾气，里面含有很多重金属物质，这些对我们的呼吸系统是起不到锻炼作用的，只能造成伤害，它和自然界微生物是不同的。

为什么要在本书第一章谈这个问题呢？因为我看到很多家长太讲究卫生了，在我看来，那简直称得上洁癖。他们害怕任何物体上的细菌，想要给孩子创造一个无菌的环境，因此消毒措施不断，让孩子保持绝对干净，不许他们接触任何不洁的物质。其实这样做是不对的，在这种条件下生长的孩子，免疫系统反而得不到全面的锻炼。

我曾看到过一篇报道，一位德国医生建议让孩子吃些泥土。我理解他的真实意思是，要让孩子的身体接触各种微生物，这样才能保证免疫系统的正常。这也揭示了一个问题，就是我们早已远离泥土了。

孩子应该接触泥土，接触自然界中的各种事物。他们就像生长在非洲大草原的小狮子，应该这里摸摸、那里碰碰，接触大自然中的一切。这样，他们的免疫系统才能越来越强大，才能适应周围的一切。但是现在，我们的孩子却变成了温室里的花朵，或者说是豆芽菜——苍白而又娇嫩。

可能很多人都在思考，为什么现在容易过敏的孩子这么多呢？要知道，我们现在的居住环境比以前的大瓦房改善了不知道多少倍啊！

其实，隔绝了人与自然的联系，反而会导致我们对周围环境的不适应。这是孩子的身体产生问题的原因之一。

我总想着，等经济条件允许了，就在郊区买块地，养好多动物，种好多植物，让城里的孩子在周末的时候来玩，让他们尽情地和自然环境接触，抚摸动物、摘西红柿、玩泥土……让他们暂时远离污染和水泥。

仔细想想，其实我说的这些都是无解的问题，我们无法阻止城市化进程，大家还是会涌向大城市。所以，家长能做到的，就是尽量多带着孩子到公园、乡间走走玩玩，这样也算是对孩子的一种付出吧。

千万别只顾着赚钱、忙着给孩子报各种班了。其实我觉得，和孩子的健康比起来，这些"班"都没有什么用。

孩子总会长大的，他们是我们的未来，我们今天用心保养他们，就是用心保养我们的未来。

3 想让孩子少生病、不生病，抓住两个要点

《医学三字经》里有一章讲的是小儿疾病，原文如下：

小儿病，多伤寒。稚阳体，邪易干。凡发热，太阳观。热未已，变多端。太阳外，仔细看。遵法治，危而安。若吐泻，求太阴。吐泻甚，变风淫。慢脾说，即此寻。阴阳证，二太擒。千古秘，理蕴深。即痘疹，此传心。惟同志，度金针。

请大家特别注意里面的一句话——"阴阳证，二太擒。"其中，"阳"指的是"足太阳膀胱经"，"阴"指的是"足太阴脾经"。

《医学三字经》的作者陈修园认为，孩子在患外感的时候，只要抓住足太阳膀胱经的问题就可以了；对于小儿的内伤证，只要抓住足太阴脾经的问题就行。

按照我的理解，内伤证指的就是脾胃虚弱，脾气不足。因此，上面这句话就可以理解为：**只要学会调理外感和脾胃不足，孩子的身体基本就不会出问题了。**

我认为，**想要防治孩子的外感，家长还要养好孩子的肺。**空气中的病菌，会通过孩子的呼吸，和肺频繁接触，外邪（病毒、细菌）往往都是通过肺部入侵全身，从而使孩子患上外感。

一般情况下，人体内部的器官是能够与外界侵入身体的外邪和谐共处的，不会轻易受到感染——因为人体内有正气。体内正气充足，身体的防御系统就能正常运行。但如果有什么情况导致身体的防御系统运行失常，无法抵御外邪了，孩子就会生病。

在什么情况下，孩子身体的防御系统会不正常呢？脾胃不足的时候。

如果您问脾胃不足和外感，哪个对身体的影响比较大，我一定会说，脾胃不足对身体的影响更大。

脾胃不足代表脾胃的营养吸收不正常，使脾胃不能提供源源不断的正气来帮助防御系统抵御外邪。因此，调理身体的根本就在于调理脾胃，家长一定要重视孩子的脾胃健康。

在古代，孩子的脾胃出现问题，通常是因为他们长时间吃不饱饭，脾胃被饿伤了。而到了现在，我们的孩子出现脾胃不足的症状，百分之九十多都是由于好吃的吃多了，把胃给撑坏了。

人体的脾胃运化功能在一定时间内是有限的，尤其是小朋友的脏腑娇嫩，他们的脾胃运化功能比起成年人更有不足。

如果强行给孩子脾胃塞太多消化吸收不了的东西，脾胃就会出现问题——积食。

家长一定要记住，积食是影响孩子脾胃健康的主要问题，大多数孩子脾胃不足，都是由积食引起的。

4 家长为什么要学会儿童舌诊

前文说了这么多导致孩子生病的原因，可能家长会问，尽管我平时已经很小心呵护孩子的健康了，可他还是会生病，我该怎么办？为什么我要学儿童舌诊呢？

是这样的，中医过去管儿科叫哑科，就是因为给小孩诊断跟给大人诊断不一样。因为大多数孩子不善于描述自己的病情，总结不出来自己的感受，所以一般医生在给孩子看病的时候会很头疼——他收集不到准确、全面的诊断信息，这就产生了问题。家长带着生病的孩子去看医生，但是孩子一边儿动，一边儿哭闹，而且无法描述自己的感受，医生在这么短的时间内，想获得准确的诊断信息是非常难的。所以我认为，判断孩子身体到底出了什么问题这个任务，最好交给家长。

怎么做呢？舌诊就是最直观的诊断方法。要观察孩子的状态，观察舌头是最直观的。有可能孩子在医生那儿根本不吐舌头，但是您在家里逗他玩儿的时候，他可能就会吐舌头——医生往往看不到孩子的舌象，但家长最容易看到。

如果家长学会了儿童舌诊的基本方法，在平时养育孩子的过程中，就会有意识地让孩子伸舌头检查，以便及早发现孩子的健康是否有问题，问题出在哪里。这个问题要么自己能解决，要么提供给医生，让医生帮您解决。这是很好的保护孩子身体健康的方式。您看到孩子的舌象了，一定比不看孩子的舌象所获取的健康信息要多得多，而且有价值得多。

我们平时给孩子调理身体的思路其实不是治病，而是治未病。当孩子体质出现偏颇的时候，懂舌诊的家长会更有养护优势，因为他们知道调理的方向。比如说这个孩子体质是寒还是热，到底给他吃寒性食物还是热性食物——家长一看孩子的舌头就能知道，他是热性体质还是寒性体质，如此就知道大方向了。这个时候家长给孩子调理身体就会更容易。

因此，我们家长心里不光要想着孩子生病了我该怎么给他治病，而是应该在日常生活中，学会看孩子的舌头给我们发出的信息，并将此作为调理孩子体质的指导。这样，孩子的体质才会越来越强，不容易生病；即使身体一有点儿风吹草动，也会好得很快。

第 2 章

积食
是孩子生病的根源

◎ 什么叫积食

　　某种食物吃多了，超过了脾胃的承受能力，结果导致脾胃功能受损，无法继续将这些东西运化出去，从而形成积食。

◎ 孩子有积食的表现

　　舌苔发黄，舌头中部的舌苔比其他地方厚，嘴里有味儿，大便比较臭，吃东西肚子胀……

◎ 孩子积食的原因

　　单一的食物和不消化的东西吃得太多，家长喂养不当……

◎ 长期积食对孩子的影响很大

　　长期积食的孩子，不仅脾胃会受损，还会肾气不固，出现尿床、睡眠偏浅、容易醒以及胆小等情况。

1 孩子经常生病，积食是重要原因

（1）孩子积食，会引起脾胃功能失调，影响后天发育，呼吸系统也会出现问题

我看过很多生病的孩子的舌头，发现他们的病因基本上都跟积食有关。

在电视台的一个采访节目中，一个孩子发高烧很多天都不退，尝试了抗生素、激素等药物进行治疗，都没什么效果，最后找了中医来给孩子治病。经过诊断，判定是因为积食引起的高烧，给孩子吃下焦三仙这类消积的药，第二天烧就退了。

这样的事例在生活中经常发生。每一位有经验的儿科中医，一看到家长带着感冒的孩子来看病，都会先问这孩子感冒之前是否有什么食物吃多了，比如奶油蛋糕、肉、虾，等等。事实上，**无论什么食物，孩子吃多了都容易积食。**

积食会引起脾胃功能的障碍。脾胃功能一失调，就会导致体内气血运行不畅，肺也会受到影响。为什么会这样呢？因为脾胃属土，肺属金，土生金，脾胃是肺的"母亲"——母亲出问题了，孩子也会受到影响。肺部出问题，肺主管的呼吸系统就会失调；呼吸系统出现问题，外邪就容易

入侵。

我的观点是：孩子每一次外感的背后，都可能是受了脾胃失调的影响，一定是孩子体内的正气不足，脾胃虚弱了，才会导致外邪入侵。那么是什么原因导致孩子正气不足呢？基本都是因为他们无节制地乱吃东西造成积食，导致脾胃失调，无法再吸收食物中的营养物质，才会正气不足。

因此，**中医认为积食是导致孩子生病的一个重要原因。识别儿童积食是中医儿科里一个特别重要的诊断方向。**我认为，不仅大夫要会判断，家长也应该学会辨别孩子是否积食，不要让积食影响到孩子的身体健康。

（2）孩子为什么会积食

什么是积食？就是我们吃某种食物吃多了，超过了脾胃的承受能力，结果导致脾胃功能受损，无法继续将这些东西运化出去，从而形成积食。

积食导致孩子体内有积滞，引起发热，这种发热表现在舌苔上就是颜色发黄、舌头中部的舌苔比其他地方厚。

a.吃太多单一的食物

现在孩子积食的情况特别多，他们看到喜欢吃的食物，就会吃得特别多，家长也不阻止，结果就导致孩子吃得很撑，消化不掉。比如小朋友吃年糕，一连吃了好几块，吃完就不想再吃别的东西了，这就是积食。因为肠胃里被年糕堵住了，运化不开。当然，除了年糕之外，任何食物一次性吃太多都有可能引起积食。

现在造成孩子积食的最主要的原因就是吃肉太多。爷爷奶奶一看孩子爱吃红烧排骨，就经常做给孩子吃，结果孩子一吃红烧排骨就没有节制，一下子食用过量，导致了积食。

b. 吃太多身体无法快速消化的食物

很多孩子喜欢吃奶油蛋糕。市面上售卖的大部分奶油蛋糕，用的奶油都含有反式脂肪酸，如果吃下去的是正常的奶油（动物奶油），身体几天之内就能把它代谢出去，可是反式脂肪酸需要 50 多天才能代谢完全。您想一想，这些物质长期留在孩子体内，会怎么样？耗散孩子的脾胃正气，导致脾胃虚弱，接着呼吸系统就会出问题，这样的孩子我见得太多了。

比如，孩子过生日，家长会买个大蛋糕，小寿星把大半个蛋糕全吃了，家长非但不阻止，还很开心，认为孩子能吃是好事儿。第二天，他们就笑不出来了，因为孩子身体出问题了，感冒、发烧随之而来，孩子还可能会过敏，总之，各种症状都出现了。

我跟做蛋糕生意的人聊天，他们跟我说，如果全用天然材料来做的话，蛋糕的价格会特别高，一般人就不愿意买了，但是用含有反式脂肪酸的人造奶油之类的材料来做的话，价格就会便宜很多，还容易保存，买的人就多。他建议，如果我们买的是两三百元的蛋糕，最好把上边的奶油刮掉扔了，只吃蛋糕。虽然孩子可能就喜欢吃蛋糕上的那层奶油，但是吃多了对他们的身体不好，家长一定不能放任孩子多吃。

c. 家长喂养不当，孩子吃得太多

喂养不当是什么意思？就是家长总觉得孩子吃不饱，频繁、过度地给孩子喂食。孩子不会控制饮食的量，家长给多少食物他就吃多少，吃得太多，无法消化了，就会积食。

（3）孩子积食到严重程度，就会恶化成疳积

a. 什么是疳积

疳积是一种很严重的病，就是积食发展到了严重的程度，脾胃受损严重，无法运化食物，导致营养不足，身体变得瘦弱，出现了虚弱症状。**长期积食的孩子，不仅脾胃会受损，还会肾气不固，出现尿床、睡眠偏浅、容易醒以及胆小等情况。**

家长一定要清楚，积食导致孩子脾胃受损后，不是说只要饿孩子几顿，或者让他少吃点儿，就能给脾胃减负并且恢复健康的，不是这样的。

在中医看来，积食是指不消化的食物伤害到孩子的脾胃，导致脾胃失调的一种状态。虽然吃下去的东西迟早会被消化掉一部分或者最终消化完，但在这个过程中，孩子胃肠道的环境已经变得糟糕了、不健康了。这种状态如果一直不能得到有效调理，任其发展，严重起来就会转为疳积。

疳积的孩子，肚子会特别大，胳膊、腿都很瘦，面色枯黄，头发会打绺儿——动物营养不良的时候，毛发就会出问题，打绺儿，梳理不开，疳积的孩子也是这样。

b. 家长如何预防孩子疳积

有的家长跟我说："我现在天天给孩子喝粥，可孩子舌头中部的舌苔还是厚，是不是还是有积食的症状啊？"

出现这种情况，是因为孩子脾胃之中有形的积食被运化了，但他的脾胃状态还是受损的，我管这种状态叫无形的积食。这样的孩子，他的脾胃

还处在积食的状态没有恢复过来，需要慢慢地调理。

当孩子积食严重到一定程度，发展成为疳积之后，脾胃受损严重，消化、运化功能就不能自如地运转了。举个例子，孩子脾胃没受伤之前，您给他一个馒头，他能吃完并全部消化吸收。但是在孩子脾胃受伤以后，哪怕给他半个馒头，他都不一定能吃完，更别说消化吸收了。这时，家长用"少给孩子吃东西""饿孩子两顿"的方式是不能解决问题的。

我看到家长给我发来的孩子舌象图，再加上我收集在电脑图库里的孩子舌象图，大约有三分之二是积食的舌象。由此可见，积食是家长日常育儿经常会碰到的一个问题。虽然帮助孩子调理积食的方法有很多，但是您一定要记住，消积只是帮孩子缓解身体不适的方法，并不能从根本上解决孩子的积食问题。

让孩子养成节制饮食的好习惯，不要喜欢什么东西就玩儿命地吃，这才是家长最需要关注与学习的。

② 家长如何判断孩子是否积食了

孩子是否积食了，家长可以根据这几个方面来判断。注意，这几种表现不一定全部出现在孩子身上，但是只要出现其中之一，就要考虑孩子有积食的可能。

（1）嘴里有味儿

一个判断孩子是否积食的重要依据，就是闻孩子嘴里是否有味儿。

中医说脾气往上升，胃气往下降——胃气以往下边走为顺。我们吃的食物进入身体以后都是要往下走的，因此胃气也会跟着往下走。积食会使孩子的脾胃之气堵塞，不能顺畅地下行，于是，脾胃之气就会上逆，带着脾胃消化食物的味道往上返，导致孩子的嘴里有酸腐的气味。

（2）大便比较臭

如果孩子最近大便的味道比较臭，有腐败的味道，也可能是由积食导致的。

（3）吃东西肚子胀

如果孩子吃了东西觉得肚子胀痛，而且经常如此，就有可能是积食了。

有的家长可能会说："我孩子现在天天喝粥，怎么还是不消化啊？"其实，这可能是以前积食伤到了脾胃，虽然现在食物已经运化出去了，但是脾胃受的伤并没有恢复。这种状态，中医也叫它积食，这些都需要通过时间来慢慢地调理恢复。

（4）孩子积食后，舌苔可能由白变厚、变黄、变黑

孩子积食以后身体最主要的表现就是舌苔变厚，尤其是舌头中间部位的舌苔变厚。

我们先来看看舌头的各个部位对应身体的哪些器官：**舌左侧对应肝，右侧对应胆，舌尖到舌中部之间的位置对应心、小肠、肺，舌中间的部分对应脾胃，舌中间到根部的位置对应的是肾、膀胱。**

既然舌头中部对应的是脾胃，那么这个部位舌苔厚说明什么呢？说明孩子积食了。

我一直强调，家长一定要学会看孩子积食的舌象，现在的孩子，很少有脾胃正常的，多数都是积食。

可现在家长的心态是什么？是怕孩子吃不饱，尤其是老人，老人小时候都挨过饿，有"饥饿基因"，所以他们现在认为的对孩子好，就是把所有好吃的都给孩子。但孩子的脾胃那么娇嫩，很容易被堵住，继而出现积食，体现在舌象上就是舌苔变厚，还有可能会让舌苔变黄。

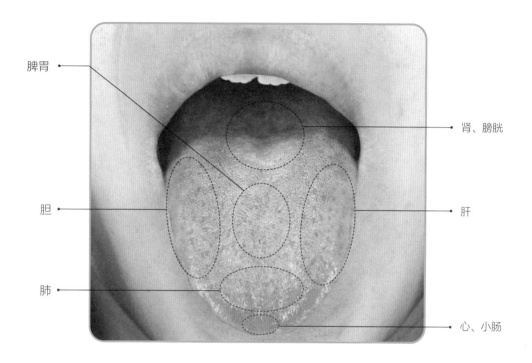

脾胃

胆

肺

肾、膀胱

肝

心、小肠

a. 孩子有薄白苔，意味着正常或者受寒了

正常的舌苔应该是薄白苔——受寒了舌苔也是白的，而且受寒的"白"和正常的"白"没有明显区别。所以孩子出现白色舌苔，也有可能是受寒了。体内寒湿重了，舌苔就会变得像雪一样白，而且又厚又腻。

b. 当舌苔由白色变成黄色的时候，意味着体内开始化热了

当舌苔由白色变成黄色的时候，意味着体内开始化热了，最后舌苔颜色会越来越深，变得焦黑。过去农村里发高烧的人，体内很热，最后舌苔会呈现一片焦黑。现在因为普遍使用抗生素了，人不会热到那个程度，所以很少见到焦黑的舌苔了。

孩子体内怎么会化热呢？因为脾胃堵了，脾运化不足，气血憋在那

儿，所以会越来越热。

这样的孩子，有时脸上会起红斑（尤其脸蛋右侧），容易大便干燥，还可能晚上翻来覆去的睡不着。为什么？体内热。

c. 舌质越白说明体内越寒，舌质越红说明体内越热

另外，舌质（舌边的肉，与舌苔不是一回事）越白说明体内越寒，舌质越红说明体内越热，所以舌质由淡白到淡红到紫，就是逐渐热的过程。

这个知识，大家一定要掌握，这是舌诊的基础知识。

您如果看到小朋友的舌苔有点儿变黄了，只要他没喝橘子汁，没有吃什么染色的东西，那您就可以判断他体内可能有热了；舌质越来越红，也说明他体内有热了。这就是通过孩子的舌头来直观判断孩子身体寒热的一个方法。

3 孩子的舌头中部舌苔厚、舌苔发黄是什么毛病

（1）孩子舌头中部舌苔厚，说明积食了

家长描述 ▼

孩子 12 岁。舌头中部舌苔厚，鼻头容易出汗，总是胃疼。

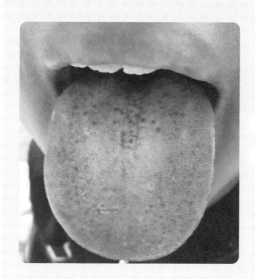

罗博士解析 ▼

舌头中部舌苔厚	积食
鼻头出汗	脾胃有热、积滞

看这个小朋友的舌象图，他的舌苔把整个舌头都铺满了，而舌头中部的舌苔，又比旁边的舌苔稍微厚了一点儿。健康的舌头本应是前边舌苔薄、后边（舌根部）厚（舌根的舌苔厚是正常现象）。如果舌头中部的舌苔厚，就说明孩子体内有积食了。

根据家长的描述，孩子的鼻头容易出汗。而在中医里，鼻子代表脾胃，鼻头出汗说明脾胃里要么有热，要么有积滞。因为中焦气机不畅，导致水液不能在体内正常运转，就会从身体其他部位渗出来。

（2）孩子舌苔发黄，说明积食了

家长描述 ▼

孩子3周岁。面色偏黄，身材瘦小。平时好动，胆小，经常尿床，睡眠偏浅，容易醒。

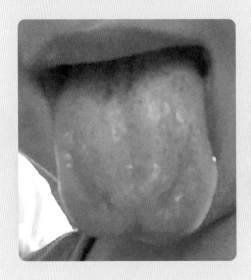

罗博士解析 ▼

舌头中部舌苔厚、偏黄	积食
平时好动，易躁动	积食已化热，体内热重
尿床	肾气不固，脾肾之气不足

　　这个小朋友就是长期积食，导致脾胃受损，脾肾之气不足，肾气不固，所以就会经常尿床。孩子身体虚弱，就会有睡眠偏浅，容易醒，以及胆小等症状。

　　体内有积食的孩子，舌苔中部会比较厚，颜色也会偏黄。因为积食导致身体内有积滞，就有可能会引起体内发热，这种发热会表现在舌苔上，比如说舌苔发黄。

4 **发现孩子积食了，马上给他消积**

这两个孩子体内都有积食，调理时用的方法都是一样的。

（1）给孩子喝消积饮化积

如果发现孩子积食了，家长可以给孩子喝消积饮（焦三仙和炒鸡内金熬水）。焦三仙是焦山楂、焦麦芽和焦神曲三味药的合称，在正规药店都能买到。以6岁的孩子为例，这四味药各用6克，倒2杯水一起煮，开锅后小火再煮20分钟即可。煮好后，每天饭后半小时给孩子喝，一般1天喝3次。如果孩子年龄较小，则用量酌情递减，如3岁孩子用3克。注意，孩子积食的症状消失就可以不用再喝了。如果孩子积食不严重，家长也可以只用焦三仙各6克熬水给孩子喝。

消积饮

配方：焦三仙（焦山楂、焦麦芽和焦神曲）、炒鸡内金各 6
　　　克（这是 6 岁孩子的用量，年龄小的孩子酌情递减，
　　　如 3 岁的孩子每味药各用 3 克）。

做法：倒入 2 杯水，开锅后小火煮 20 分钟。

用法：每天饭后半小时喝，一般 1 天喝 3 次，每次煮够孩子
　　　当天喝的量就行。

叮嘱：孩子积食的症状消失就不用再喝了。

（2）用捏积法给孩子消积食

还有一个非常有效且常用的帮助孩子消积的方法——捏积。因为孩子有积食了，我们给他捏后背消积，所以才叫捏积。捏积的适宜年龄一般是 7 岁以下。

方法是用手指捏住皮肤，顺着脊柱的方向（从小朋友的臀部到颈部）捏就可以了。如果是从下往上捏，有补阳的作用；而从上往下捏，则有清热、补脾的作用。

捏积法

手法： 顺着脊柱的方向（从小朋友的臀部到颈部），用手指捏着孩子后脊背的皮肤向前捏 3 下，然后提 1 下，让孩子的肚皮离开床面。这样做，消除积食、调理脾胃的效果非常好。

叮嘱： 小朋友刚开始被捏积的时候可能不适应，因为捏积会有点儿疼，但是等孩子适应以后，他就会特别喜欢，不捏都不舒服。

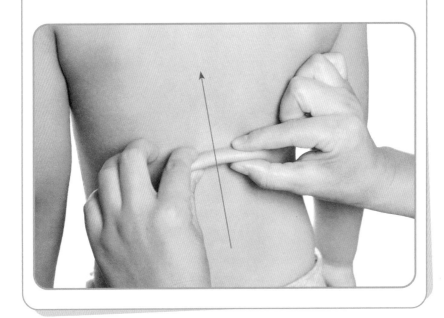

家长给孩子捏积以后，孩子的胃口会明显变好，也能帮助孩子长个儿，这是因为捏积帮助孩子消去了积食，使脾胃没有了负担。脾胃变

得强健之后，孩子就能很好地消化吸收食物中的营养物质，更好地生长发育。

如果家长看到孩子的舌头上有的地方舌苔厚，有的地方舌苔脱落，而且舌苔脱落的地方，露出的舌质比较红；或者是舌苔全部脱落（或很薄），且露出的舌质比较红，这就是孩子脾胃不好，体内正气不足、阴虚内热导致的。

这种舌象的孩子，一般积食比较严重，按照正常捏积的手法——从下往上捏的效果可能不大，那么家长可以尝试着反过来，从上往下给孩子捏积。这种捏积的手法更重一些，捏完之后的效果也会更好。

捏积是老祖宗给我们留下来的一个特别好的育儿方法，家长一定要好好学习并善加运用。

（3）用推脾经的方法给孩子补脾

如果家长发现孩子积食了，还可以尝试给他推脾经，推脾经可以调理孩子的积食、厌食、容易腹泻等问题。在推拿手法中，泻法，力度要重一些，速度要快一些；补法，力度要轻一些，速度适中。孩子的脾气常常不足，所以多用补法，少用泻法，而且补法最好在孩子身体没有疾病症状时给他做。

给孩子推脾经的力度越轻越好，因为孩子的皮肤比较娇嫩，太重的话孩子会疼、会难受，不让推。家长可以先在自己身上试做一下，有轻抚感即可。

推脾经

手法： 循拇指桡侧（医学方位词，以手掌为例，靠拇指一侧称为桡侧，靠小指一侧称为尺侧）边缘，沿指尖向指根处推为补。

次数： 一般做 3~5 分钟，具体还要看孩子的年龄。几个月大的孩子，做 2~3 分钟就可以了，2~3 岁的孩子做 5 分钟，3 岁以上的孩子可以做 10 分钟。不建议家长天天都做，1 周给孩子做上 2~3 次就可以了。

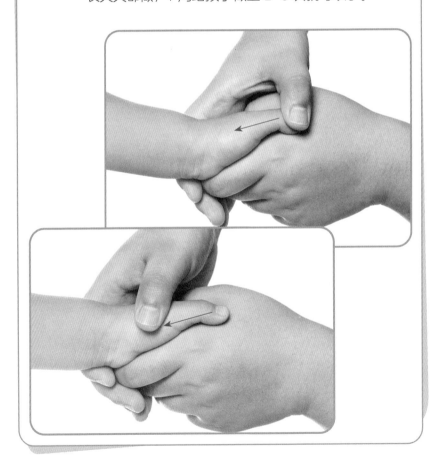

5 积食可能导致孩子咳嗽不停，甚至患上肺炎

下面，我根据不同的舌象图详细分析一下孩子积食都可能有哪些症状。

（1）孩子舌尖红、舌苔厚、咳嗽不停，这说明他积食了

家长描述 ▼

孩子 8 岁，脸色白偏黄，近两日流稀鼻涕。平时进食少，大便不硬。咳嗽 2 个月不愈，少痰，白天会不间断地咳嗽，晚上咳嗽的状况会好一点儿。

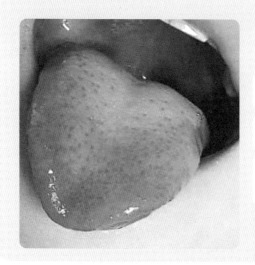

罗博士解析 ▼

舌头前部（舌尖处）偏红	心肺有热，上焦有热
舌中部舌苔厚	积食，中焦有积滞
嘴唇白	气血不足，积食影响营养吸收

这个孩子的舌头有两个特点：

第一，舌头前半部分舌质偏红——这样的舌象说明孩子心肺有热，中医称之为"上焦有热"。人的舌尖（舌头最顶端的位置），对应的是心脏；舌尖往根部方向过去一点儿，但还不到舌中部的位置，对应的是肺。舌头的前半部分红，是由于这个部位所对应的肺有热。有的孩子一伸舌头，舌尖通红，舌头前边大约三分之一或四分之一的部分没有舌苔。这样的舌象说明孩子可能很快就会患上肺炎，甚至已经患上肺炎了。

第二，舌头中部舌苔厚——舌头中部对应人的脾胃，如果舌头中部的舌苔厚，就说明脾胃（中焦）有积滞。舌苔看上去很厚很密，说明孩子的体内有明显的积食。

除了舌头，这个孩子的嘴唇颜色也很淡，看起来特别白，这是气血不足的表现。这说明自从他体内有积食以后，脾胃吸收营养物质的能力下降了；没有足够的营养，就无力将其化生为血液。只有脾胃健康，孩子的气血才能充足，嘴唇才能红润起来。

（2）孩子有时干咳、有痰怎么办

家长描述 ▼

孩子每天早上起床总要咳那么几声，有时有痰，有时干咳。

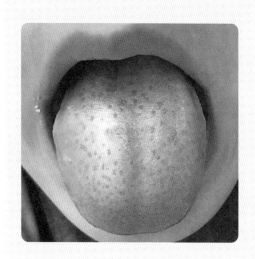

罗博士解析 ▼

舌苔中间厚	**脾胃有积滞**
舌苔微微发黄	**体内有郁热**
舌头上有小红点	**体内有热**

从这个孩子的舌象图来看，他舌头中间的舌苔特别厚，舌苔也微微发黄，舌头上还有小红点。这就说明孩子积食了，脾胃里有积滞，并且这些积滞导致脾胃有郁热了。

如果孩子脾胃里面的积滞一直无法被消化，就会积在里面，然后出现热证，比如咳嗽、发热、时常感到口渴等症状。

人的心脏属火，位置在上焦。但如果中焦出现积滞，心火就只能在上面燃烧，无法下降。心火无法下降，上焦就会变得越来越热，那么同样处于上焦的肺也会受到影响，变得越来越热。

本来，人体正常的气机循环，肺气和心火，应该是随着胃气往下降的。如脾胃有阻滞，堵住了胃气向下降的"通道"，那么它就会往上返，心火就只能跟着胃气一路上升，使孩子的咽喉也出现热证。这时孩子就会咳嗽，还会带有黄痰，总是一感冒就扁桃体发炎，等等。

（3）孩子有积食，可能引起肺炎、咳嗽、扁桃体发炎肿大

中医认为，我们吃进口中的食物，经过脾胃消化之后，还要依靠胃气往下运输。只有胃气不断地往下降，才能带动食物往下走，所以说"胃气向右往下降"。但如果吃的东西脾胃不能及时消化，就会产生积食，堵住中焦。

当中焦被积滞堵住了，上焦就会受到影响，心火就无法顺利向下降——中医认为，人的心脏属火，心火应该随着胃气和胆气往下走，如果心火被堵滞在上焦，人的心口就会有胀气感。

人的心脏旁边是什么呢？是肺。肺靠在心火上面，只有心火不断地往下降，肺才能保持凉性——因为肺属金，而金的特点就是凉。肺经始终保持凉性，才是它的健康状态。当中焦的积滞堵住了心火向下降的"通道"，心火就会在上焦燃烧，将热传递给肺部，引起肺火。

因此，很多孩子体内有积食，中焦被堵住以后，导致心火不能顺利往下走，肺就会开始燥热，引起各种疾病，比如说肺炎、咳嗽，等等。

如果心火再继续往上走，还会对身体造成什么影响呢？还会造成孩子的扁桃体发炎肿大——经常有小朋友一感冒，扁桃体就会肿起来。

（4）孩子积食后不断咳嗽，可以口服中成药来调理

家长发现孩子中焦有积滞了，就要及时考虑给他化积食。

如果孩子的积食症状发现得比较晚，已经影响到了上焦，开始不断咳嗽，那么家长应该考虑给孩子使用清热宣肺、解毒止咳的药物加以治疗。

一般孩子咳嗽的时候，可能还会流点儿清鼻涕。往往家长看到孩子流鼻涕，就会考虑孩子是否受寒了。其实这是不对的。出现这种情况，调理的主要方向还是给孩子清肺热。只有肺热清除了，孩子体内的很多病症才会慢慢消除。

因此，对于不仅有积食，而且有咳嗽症状的孩子，我建议家长去买小儿消积止咳口服液，配合蒲地蓝口服液或者双黄连口服液服用，这些药的效果都很好。

（5）怎么从饮食上调理孩子因积食导致的咳嗽

如果孩子一直咳嗽，那么他的日常饮食就应该清淡一点儿。家长可以给孩子喝点儿萝卜汤，吃点儿萝卜片，帮助他往下顺气，热性的肉（牛羊肉）要少吃。

此时也可以用焦三仙与炒鸡内金熬水，给孩子喝几天，帮他稍微清一清体内的积食。一般情况下，孩子体内的积食被及时清掉以后，热就会自行消散。

如果家长担心孩子体内的热不能自己消散，可以用1~3克蒲公英，与焦三仙和炒鸡内金一同熬水——蒲公英是清热的，有散结的作用。

消积化热饮

配方： 焦三仙（焦山楂、焦麦芽、焦神曲）、炒鸡内金各 6
克，蒲公英 1~3 克（这是 6 岁孩子的用量，年龄小的
孩子酌情递减，如 3 岁的孩子每味药各用 3 克）。

做法： 将上述几味药一起熬水喝，3 杯水熬成 2 杯水，或开
锅后小火煮 20 分钟即可。

用法： 每天饭后半小时喝，1 天喝 2 次。

　　当孩子体内的积食与热被清掉以后，家长就要开始慢慢地改变他的饮食习惯，千万不要再让孩子天天吃肉或是一次吃太多食物，要让孩子学会适量饮食。

（6）孩子积食导致咳嗽，家长可以用推拿方法来调理

逆运内八卦可以调理孩子因积食导致的咳嗽

逆运内八卦

定位：以孩子掌中心到中指根的三分之二为半径所画圆形的范围内。

手法：用左手握住孩子除大拇指以外的四指，同时压住孩子中指下方部位，右手以逆时针方向在内八卦范围按揉。因为是泻法，所以力度和速度要重、要快，以孩子不疼为准。

时间：以孩子体质强弱中等、积食程度中等为例，3 岁的孩子做 5 分钟，3~7 岁的孩子做 10 分钟，7 岁以上的孩子做 15 分钟。

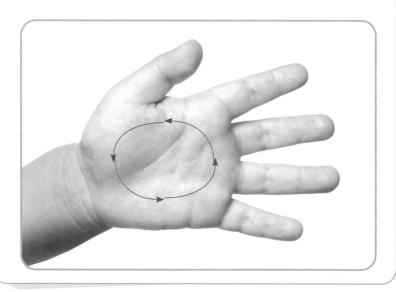

内八卦穴是小儿推拿中常用的穴位，因为它对治疗呼吸系统和消化系统的疾病都有很好的效果。顺运内八卦可以宽胸理气、健脾助运；逆运内八卦则可以调理孩子因饮食不当而导致的积食、腹胀、咳嗽、食欲不振等。一般我们常用逆运内八卦的手法调理孩子因积食导致的咳嗽。此外，家长还可以用前文讲到的捏积法给孩子调理脾胃。

（7）改善孩子的居住环境

如果孩子经常咳嗽，甚至咳嗽时会带点儿痰，家长最好在家里放一台空气净化器。

我见过很多每天总要咳嗽几声的孩子，他们咳嗽的原因大多是因为空气质量不好，空气使他们咽喉难受了，就会不断地咳。

有调查研究的结果显示，当户外有雾霾的时候，屋里的空气质量会比外面还要糟糕。为什么会这样呢？因为屋里会有我们做饭时产生的油烟，家具也会散发出少部分刺激性物质，还有我们正常呼吸排出的气体，等等。而且雾霾也能通过各个缝隙——门缝、窗户缝等进入到家中，所以屋里的空气质量可能会比室外更糟糕。

因此，我建议家长在家里放台空气净化器，尽量减少室内空气中的污染物，不让孩子的咽喉受到过多刺激。有的孩子一直咳嗽，总不见好转，父母也没给他吃什么药，只是在家里放了台空气净化器，结果，孩子每天早上起床之后咳嗽的毛病就自然而然地好了。

如果孩子的咳嗽久治不愈，家长可以想办法改善他的居住环境，让他尽可能地呼吸一些干净的空气，这也是一种止咳的方法。

6 积食的孩子嘴巴有味儿、肚子疼怎么办

（1）孩子嘴巴有味儿、肚子疼、舌苔很厚、舌上有红点，可能是积食导致脾胃受伤了

我们来看下面两个小朋友的舌象图。

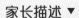

家长描述 ▼

女儿今年 6 岁。嘴里老是很臭，经常肚子疼。

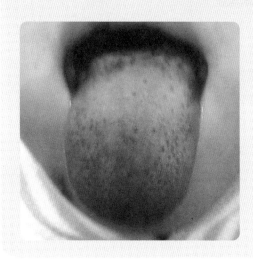

罗博士解析 ▼

舌苔厚腻	积食
舌头上有小红点	积滞化热

家长描述 ▼

孩子6岁。有口气，胃口不好。有时候会肚子痛，痛时面色发青，按他的肚子感觉较硬。

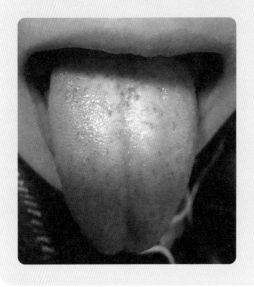

罗博士解析 ▼

舌头中部舌苔厚	**有积食**
口气	**胃气上逆**
肚子痛	**脾胃受伤了**
肚子硬	**有积滞**
面色发青	**气血不通畅**

这两个孩子的舌象有共同点：

第一，舌头上的舌苔都很厚。

家长要记住，孩子舌头中间部位舌苔厚这种舌象，就是体内有积食的体现。积食的孩子，一开始可能只是舌头中部舌苔有一点点厚，但是随着积食的程度变严重，舌苔就会越变越厚。

第二，舌头上都有小红点。

孩子长期积食，食物在体内堆积影响了气的运行，就会造成积滞化热；体内有热证，就会在舌头上表现出来，比如出现很多明显的小红点。

孩子嘴里有味儿，是由于他们的胃气上逆，把脾胃中消化食物的酸腐之气带到了嘴里。

另外，孩子有时候肚子疼，可能是因为他的脾（或者胃）受伤了——由于积食，食物吃下去以后堵在了脾胃那儿无法被消化，给脾胃造成了不适，身体就会有所反应，这是有形的积食导致的。

积食导致脾胃受伤以后，这个受伤的状态不会因为食物被消化吸收甚至代谢出体外了，就立刻好转起来。中医认为这种情况是无形的积食，在这种状态下，孩子哪怕每天只喝粥，也还是会出现胃胀、肚子疼等情况。

有时候孩子肚子疼，您按着他的肚子会有较硬的手感，这就是由于身体里有积滞——还没被消化完全的食物。孩子肚子疼的时候，甚至会疼到面色发青，这是因为他体内的气血不通畅。

中医常把痛证和面色发青联系在一起，因为体内气血不通畅，孩子的肚子就会感觉特别疼，疼痛会使身体一直处于一种特别紧张的状态，这时候孩子的面色就会发青。

（2）孩子吃了东西觉得肚子胀，可能是积食

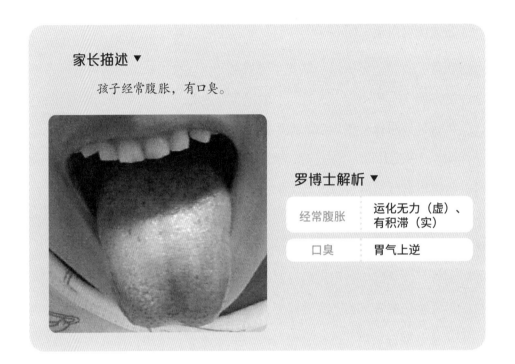

家长描述 ▼

孩子经常腹胀，有口臭。

罗博士解析 ▼

经常腹胀	运化无力（虚）、有积滞（实）
口臭	胃气上逆

根据家长的描述，这个小朋友经常腹胀。腹胀说明什么？腹胀一般是因为脾运化无力，这是虚证；还有实证——胃里面有积滞，堵的东西排不出去了。

因此虚实都会导致腹胀，而且虚实有可能是结合在一起的：因为脾虚，脾无力运化，导致有积滞，产生腹胀。口臭就说明脾胃里面堵了，胃气上逆，所以小朋友口臭了，就说明他的脾胃一定运化不良，还有可能积食。

再看这个小朋友的舌象，舌头中间的舌苔很厚，说明有积食。而且他舌头中间有一点儿发黄，说明刚刚开始化热。这时要给他消积食，一般用焦三仙加炒鸡内金，同时配合捏积，然后再一点点补脾。

（3）用食疗的方法兼顾消积食和补脾

有的家长问我，到底怎么消积食和补脾呢？其实，您可以先给孩子消2天积食，再吃几天补脾消积米补脾；看他的舌苔又有点儿变黄了，再给他消2天积食，然后再吃补脾消积米……这样配合起来补脾。这叫"攻补兼施"，就是一边清，一边补，两者配合，慢慢补正。

有时候同一个方子里面，也会有消积食和补脾的。一开始消积食的比例多，补脾少，孩子服用1周以后，可逐渐把消积食的比例减小，把补脾的比例增加，最终逐渐变成全是补脾的。在用这些食疗方的时候，家长要注意分寸斟酌。但是这个用法，跟吃2天消积食的，1周补脾的，再吃2天消积食的，1周补脾的是一样的，都是要拿捏好两者的关系——看到舌苔薄了就补脾；看到舌苔变厚，就消消积食再补脾。如果这个时候家长能再配合小儿推拿，会对孩子的身体特别有好处。

消积饮

配方： 焦三仙（焦山楂、焦麦芽和焦神曲）、炒鸡内金各 6 克（这是 6 岁孩子的用量，年龄小的孩子酌情递减，如 3 岁的孩子每味药各用 3 克）。

做法： 倒入 2 杯水，开锅后小火煮 20 分钟。

用法： 每天饭后半小时喝，一般 1 天喝 3 次，每次煮够孩子当天喝的量就行。

叮嘱： 孩子积食的症状消失就不用再喝了。

孩子舌苔由白变黄，代表着体内积滞逐渐要化热了；这个时候，我们要一点一点给孩子清热。清热的时候，消积饮里稍微配一点儿蒲公英就可以了。

（4）揉板门穴可调理积食导致的腹胀

揉板门穴可有效调理孩子的脾胃，缓解孩子因积食导致的食欲不振、腹胀、腹泻等问题；还可改善孩子的胃口，促进营养吸收。

在治疗具体疾病的推拿手法中，泻法，力度要重一些，速度要快一些；补法，力度要轻一些，速度适中。揉板门是泻法，所以力度要稍重一些，以孩子不疼为准。

揉板门穴

定位： 手掌拇指下大鱼际平面的中下三分之一处，有筋状物的地方。

手法： 家长用一只手握住孩子的手掌，然后用另一只手的拇指指端按揉，感觉以酸胀为宜。但孩子不会形容这种感觉，所以建议家长先在自己手上试一试，再以稍轻一点儿的力度给孩子按揉，以孩子不疼为准。

时间： 以孩子体质强弱中等、积食程度中等为例，3 岁的孩子揉 10 分钟，3~7 岁的孩子揉 15 分钟，7 岁以上的孩子揉 20 分钟，最多不能超过半个小时。

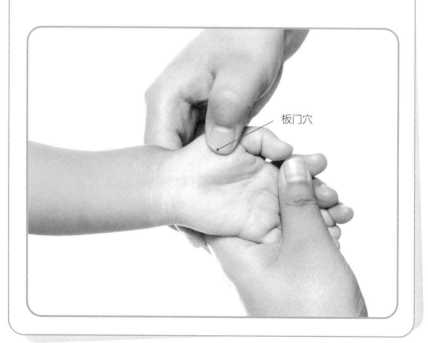

板门穴

延伸阅读：如何食用补脾消积米

从本质上来讲补脾消积米就是一些五谷杂粮的集合，里面不仅有大米、糯米、怀山药、薏苡仁、芡实、莲子肉这些具有补脾作用的食材，还有能够消积的炒大枣、焦山楂、炒麦芽和炒鸡内金。这些食物品从某种程度上具有调整脾胃的功能，家长可以自己购买相应的材料在家自制。虽然补脾消积米的效果很好，但是我不建议家长给8个月以下的孩子食用，8个月以下的孩子用小儿按摩的方法调理就可以了。

而8个月到2岁的孩子，他们的消化系统还没有健全，如果要给他食用补脾消积米，我建议用补脾消积米熬粥。开锅后再煮20分钟左右，让孩子只喝米汤，不吃米粒，这样既可以起到调理脾胃的作用，又不会增加孩子脾胃的负担。

这个年龄段的孩子，如果不到1岁，那么取6~8克补脾消积米熬粥，给孩子喝米汤；如果年龄在1岁以上，可以先用8克补脾消积米熬粥，给孩子食用2~3天，如果孩子的脾胃能接受，家长可以再酌情增加用量，用10~15克的补脾消积米熬粥，倒出米汤给孩子喝。

2~3岁的孩子此时虽然可以接受辅食，但是他们的脾胃功能依旧没有那么强健，所以吃补脾消积米的时候要讲究方法，要尽量做成糊糊给他们食用。家长在做补脾消积米的时候，要多加点儿水，多熬一会儿，然后多搅拌，让补脾消积米变软，呈糊状，这样给孩子吃是最适合的。不过这个年龄段的孩子，他的饮食结构和消化吸收的能力是有差异的，如果孩子快到3岁了，平时也吃杂粮或者杂粮粥磨成的糊，那么他就可以吃补脾消积米熬的粥。家长可以根据孩子的实际情况，决定是否需要将补脾消积米熬成糊。这是我的建议，您可以灵活掌握。

这个年龄段孩子食用补脾消积米，我的建议是必须从少量起用。比如每天只服用一餐带有补脾消积米的主食，这餐先用6克补脾消积米，剩余的粮食用大米，给孩子试着食用 2~3 天，看看孩子的脾胃能否接受；如果可以，再改用 8 克，看看能否适应；2~3 天后，再增加食用量……依此递增。最后可以增加到这样的比例：一整天里，孩子只有一顿饭加补脾消积米，而这顿饭食用的主食中一半是大米，一半是补脾消积米。

我见到有的家长心急，一次就给几个月大的孩子吃 30 克补脾消积米，这种服用方法是不对的。

3 岁以上的孩子，脾胃开始能够接纳五谷杂粮，所以此时不必再将补脾消积米做成糊糊，可以给他吃米粒了。实际上，3 岁以上的孩子才是真正需要服用补脾消积米的对象，因为此时孩子吃的东西比较杂而且多，所以积食和脾虚的情况也会多。但是，在吃法上依旧要保持循序渐进的做法，就是每天只食用一餐带有补脾消积米的主食，这一餐里，先试着给孩子食用 8 克补脾消积米，其余的粮食用大米；2~3 天后，如果孩子适应了，再增加到 10 克……依此类推。最后增加到这样的比例：一整天里，孩子只有一顿饭加补脾消积米，而这顿饭食用的主食中，一半是大米，一半是补脾消积米。

此时，如果家长再配合以小儿捏积，则效果更佳。

补脾消积米里面补脾的食材比较多，能够消食导滞的食材是辅助的，所以补脾消积米的主要作用是健脾消积。孩子舌苔厚腻，有积食，同时又脾胃虚弱的时候，就可以食用。等孩子舌苔薄了，脾胃功能也基本恢复正常了，就不要再每天食用了，偶尔食用几次就可以。

家长要注意的是，有些孩子体内有热，如果用补脾消积米给他滋补，则会引起他身体的抗拒，出现呕逆等情况。这种内热的外在表现，就是舌质发红。如果您发现孩子有这种情况，就要谨慎对待，不要给他服用补脾消积米，最好先给孩子清掉体内的热。

7 积食分急性和慢性两种，家长如何调理

（1）要想给孩子调理积食，首先就要消食导滞

我给孩子分析身体问题时，会把积食分成急性和慢性两种，或者叫有形的积食和无形的积食。孩子总是吃得多，就会对脾胃造成比较明显的伤害，脾胃的运化能力就会下降。

不过家长也不用太担心，孩子在成长阶段，身体的自我修复速度也很快，不管是急性积食还是慢性积食，都不会对他们的身体造成过大的损伤。家长只要在日常注意帮助孩子消积就可以了。

家长要想调理孩子的积食，首先就要给孩子消食导滞——一边给孩子吃消食化积的药，一边帮助孩子通肠腑、清积滞。

消食很好理解，就是消除积食，那么导滞是什么意思呢？就是把体内积滞的东西向外疏导，把它们排出体外。

我建议家长带积食的孩子去看中医，开一个消食导滞的方子吃一吃。中医在用药的时候通常会在方子里加莱菔子（萝卜籽）——莱菔子有化痰、导滞的作用；有时候也会根据孩子的病情加一点儿焦槟榔——焦槟榔有帮助行气的作用。身体行气通畅，排便就会顺利，孩子就可以通过排便把身体里面的积食排泄出来。体内的积食被排出来以后，再慢慢给孩子调补脾

胃，他的身体就会好了。

如果消食导滞的方法起了作用，家长看到孩子的舌苔变薄了，就可以开始给他吃点儿怀山药补补气，调补脾胃的亏损。

（2）给孩子吃一点儿保和丸，配合消食导滞同时进行

基本上，消食的过程都在胃部进行，导滞则需要依靠脾和肠道向外排积滞。如果找不到合适的中医开药方，那么去药店买保和丸给孩子吃一点儿也行。保和丸跟焦三仙相比，主要在于它多了一些导滞的功效，能帮助身体往外排积滞，而焦三仙的主要作用是化积食。

不过保和丸也不要多吃，吃几天，向外消导（消食导滞）一下就可以了。另外，还可以使用前文提到的捏积法为孩子进行调理。

家长要记住，孩子积食了，如果同时大便也不正常，光给他消积是不够的，还得给他导滞，消食导滞一定要同时进行。

（3）摩腹法可以调理因积食导致的便秘

揉腹可缓解孩子因积食而导致的便秘、腹胀、厌食等问题。推拿方法很简单，家长把手掌搓热后贴在孩子的肚皮上，以腹部为圆心按摩就行。顺时针方向按摩可以帮助孩子通便，逆时针方向按摩可以止泻。给孩子揉腹的时候，用力一定要轻。

摩腹法

手法：以腹部为圆心，先逆时针按摩，再顺时针按摩，用较轻的力道即可。

次数：给孩子顺时针按摩和逆时针按摩的次数一定要相同。比如，逆时针按摩 49 圈，那么顺时针再转回来 49 圈。圈数并没有特定意义，36 圈、81 圈、108 圈都行。

（4）孩子积食后，要清淡饮食

孩子积食之后，家长要注意给他消食导滞，不能再给他吃肥甘厚味的食物，也不要让孩子吃太多了，饮食要清淡。

本来，猪肉性阴，孩子是可以吃的。但是现在家长为了把红烧排骨做好吃，会往里边加花椒、大料等各种辛香料——香料都是热性的，香料加多了，猪肉又容易助热，孩子吃了以后也会使体内的热增加。

您要是担心孩子的营养跟不上，那就多给他吃点儿萝卜丝炖鲫鱼、萝卜丝炖牡蛎，等等。

如果担心孩子积食，家长还可以准备一些山楂、陈皮制品给他当小零食吃，或者煮一点儿陈皮水让他喝，这些都可以帮助孩子化积滞，行清气。

8 婴儿积食怎么办

（1）婴儿积食后，舌象是什么样子

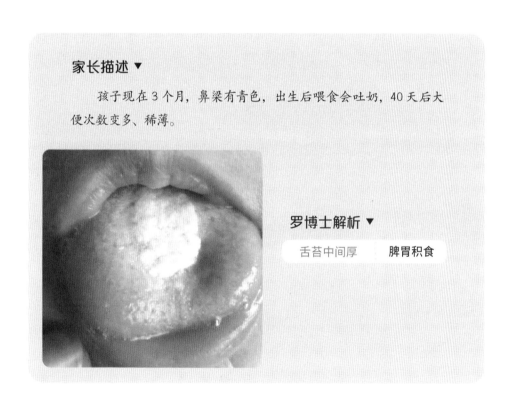

家长描述 ▼

孩子现在 3 个月，鼻梁有青色，出生后喂食会吐奶，40 天后大便次数变多、稀薄。

罗博士解析 ▼

| 舌苔中间厚 | **脾胃积食** |

这是一个典型的婴儿积食舌象，婴儿积食会影响胃肠功能以及孩子的生长。判断婴儿是否积食，家长可以看婴儿的舌头，如果婴儿舌头中间的

舌苔厚，就说明他积食了。看这张舌象图，孩子舌头中间有一块非常明显的苔。

这么小的婴儿积食，应该是跟家长喂养不当有关，有可能是家长喂养得太频繁了——婴儿脾胃功能还很弱，并不能迅速消化食物，上一顿吃的东西还没有消化，家长又给他喂下一顿，就导致婴儿积食了。

对于婴儿来说，积食会导致他们的胃肠功能紊乱，无法正常消化吸收食物营养，影响他们的正常生长发育。

（2）如何给婴儿消积

帮助婴儿消积的方法，其实与给大一点儿的孩子消积的方法是一样的。

a. 用焦三仙、炒鸡内金熬水给婴儿喝，注意用量

给婴儿用焦三仙熬水喝消积，用量可以比给大孩子的稍微减一些，喂2~3天就可以了，不用长期喝。

消积饮

配方：焦三仙（焦山楂、焦麦芽、焦神曲，正规药店都能买到）、炒鸡内金各3克。

做法：放入2杯水，开锅后小火煮20分钟即可。

用法：这是1天半的量，可以分3次喝完，饭后服用。

---

b. 家长可以给婴儿捏积

捏积对于帮助孩子消积食效果特别好，无论是婴儿，还是大一点儿的小朋友，都是适用的。

捏积法

手法：顺着脊柱的方向（从小朋友的臀部到颈部），用手指捏着孩子后脊背的皮肤向前捏 3 下，然后提 1 下，让孩子的肚皮离开床面。这样做，消除积食、调理脾胃的效果非常好。

叮嘱：小婴儿刚开始被捏积的时候可能不适应，因为捏积会有点儿疼，但是等适应以后，就会特别喜欢被捏积，不捏都不舒服。

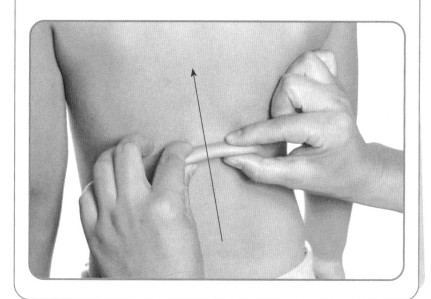

第 3 章

孩子脾胃虚弱
怎么办

◎ 基本上孩子所有的健康问题都跟脾胃虚弱有关

脾胃是孩子吸收营养的唯一途径，只有保持脾胃健康，孩子才能迅速成长。积食会引起脾胃虚弱，脾胃虚弱又会引起积食，它们之间是互为因果的。

◎ 家长如何判断孩子是否脾胃虚弱

脾胃虚弱的表现形式有很多，比较常见的有不爱吃饭、便秘或腹泻、有口臭、爱流口水、睡觉露睛、头发总是翘起来、咳嗽缠绵不愈、情绪无常……

1 基本上孩子所有的健康问题
都跟脾胃虚弱有关

有一次，我在网上回答育儿问题，发现几乎每一个家长都在问我，孩子的外感是什么引起的？孩子的鼻炎是怎么造成的？……

我告诉您，基本上孩子所有的健康问题都跟脾胃虚弱有关系。

中医认为肺属金，脾胃属土，土生金，也就是说，脾胃是肺的"母亲"——母亲生病了，孩子就会受到影响。脾胃功能差了，肺主管的呼吸系统功能就会出现一些问题，外邪就容易入侵。为什么呢？因为肺是接触外界最频繁的器官。如果肺气变弱，孩子就容易患上外感。鼻炎、哮喘等各种病症，从根源上来说，都可以和脾胃功能变差联系在一起。

孩子的脾胃为什么会出问题呢？我看了很多生病的孩子的舌头，发现基本上都跟积食有关，都是家长喂养不当，给孩子吃好东西吃多了所致。

中医认为积食是导致儿童生病的一个重要原因。对于孩子来说，积食是对身体影响很大的病症——**脾胃是孩子吸收营养的唯一途径，只有保持脾胃健康，孩子才能健康地成长**。积食会引起脾胃虚弱，脾胃虚弱又会引起积食，它们之间是互为因果的。

识别儿童积食是中医儿科里边一个特别重要的诊断方向。我认为，不仅大夫要会判断，家长也应该学会辨别孩子是否积食，不让积食越来越严重，直至导致脾胃虚弱，从而影响到孩子的身体健康。

2 家长如何判断孩子是否脾胃虚弱

脾胃虚弱的含义比较笼统，可具体分为脾气虚、脾阳虚、胃气虚，等等。导致孩子脾虚的原因有很多，比如经常积食会导致脾虚，脾虚之后还会反过来加重积食；还有，经常使用一些药物，比如抗生素等，也会导致脾胃受伤，出现脾虚的症状——**通俗地讲，就是抗生素杀灭了肠道的有益菌，导致食物的消化和吸收出现了问题。**

脾胃虚弱的表现形式有很多，比较常见的有如下几种：

（1）不爱吃饭

脾胃是消化食物的器官，如果脾胃虚弱，则无力运化食物，孩子就会胃口不好，不想吃饭。

现在这样的孩子特别多。当孩子常常没有胃口，不爱吃饭，或者一吃东西就肚子胀的时候，您就要考虑孩子是否脾胃虚弱了。

（2）便秘或腹泻

孩子脾胃虚弱，就会无力运化食物；吃下去的食物在体内长期不能被消化，就会形成积滞。这会使得孩子体内干燥，产生热，消耗体内的津液

（气血、体液），大便就会干燥。尤其是脾阴虚的孩子，便秘的情况特别多。因为毒素蓄积体内，肠道无力排出，被反复吸收。这样的孩子往往身体问题很多。

除了便秘，脾胃虚弱还会引起孩子腹泻。脾虚无力运化食物，有的孩子会出现一吃就拉的情况。而且，孩子的大便里还可能有没被消化完的食物，这是因为虚弱的脾胃不能腐熟食物，古人管这种情况叫"完谷不化"。

（3）有口臭，爱流口水，睡觉露睛

前文已经讲过，孩子嘴里有味儿，口臭，通常都是积食导致的——积食是导致孩子脾胃虚弱的主要原因之一。

另外，如果孩子睡觉流口水，很有可能也是脾虚的缘故。因为中医说"脾主固摄"——脾胃之气可以帮助我们固摄住体内的液体。一旦孩子脾胃虚弱，脾胃之气也会变得虚弱，就会无力固摄住这些液体，就容易流出来，比如睡觉流口水。

不仅是孩子，成人也一样，如果睡觉的时候经常流口水，要想一想自己是不是脾胃虚弱。

同时，因为脾对应眼睑，如果孩子睡觉时，眼睛总是闭合不严，半睁着眼睛，家长就要注意了，这也是脾虚的表现。中医儿科的奠基人，宋代名医钱乙称此为"睡露睛"。

（4）头发总是翘起来

为什么孩子的头发总是翘起来？这是因为脾胃为气血生化之源，肺又主气，主皮毛。如果孩子脾胃虚弱，肺就得不到充分的滋养，他的皮毛（毛发）就会出问题。

养小动物时间长了就会发现，如果小动物吃得好，消化好，那么它的毛发看起来就光亮顺泽；如果营养不良，它的毛发就容易立起来，看上去乱七八糟的，摸上去手感也不好。在这方面，人和动物是有一些共通之处的。

（5）面黄肌瘦，四肢无力，甚至长得比同龄人瘦小

中医认为"脾主肉，主四肢"。因此，脾胃虚弱的孩子，会四肢瘦弱、无力。

另外，"脾之色为黄"，如果脾虚，土色则会泛于体表，所以脾虚严重的孩子会脸色萎黄，没有光泽。实际上，我们亚洲人是黄色皮肤，健康的肤色应该呈现出淡淡的红、隐隐的黄，而不应该是土色、枯萎的黄色。家长见到孩子有以上的症状，就得考虑是否要给他补脾了。

脾胃虚弱还会导致孩子长得比同龄人矮小。家长似乎也知道这个问题，于是使劲儿做各种美食给孩子吃，想让他长高。

这就是家长不懂中医知识的缘故——孩子的脾胃已经虚弱了，这时候他吃得越多，脾胃越无力运化，结果就是食物一直堆积在体内，导致积食，然后脾胃更加虚弱。实际上，此时应该先给孩子调补脾胃，令其脾胃强健，然后再吃有营养的食物，这样身体才能吸收。

（6）体质差，容易感冒

我在前文说过，脾属土，肺属金，脾土生肺金。也就是说，只有脾胃功能正常了，能够吸收营养物质，才能保证肺的抗邪能力强大。

经常有家长问我："我的孩子怎么总是感冒呀？"对此，我反复地回答："家长一定要多学中医知识。经常感冒的孩子需要调补脾，令其正气充足，这样才能不再经常感冒。"

看来，这个道理我还要一直讲下去。希望家长千万要有一个长远的目光，不要寄希望于索取一个治疗感冒的方子，而要学会解决根本问题。

（7）咳嗽缠绵不愈

当脾胃虚弱、脾（土）不足时，肺（金）自然也会出问题，肺脏的抗病能力就会下降。脾胃虚弱的孩子，往往寒风一吹，就开始咳嗽，而且很容易患感冒——即使感冒好了，咳嗽也会缠绵不愈，有的孩子甚至会持续咳嗽两三个月。

这个时候，家长往往特别着急，买各种所谓的"止咳药物"，拼命给孩子服用。其实，您要知道，脾胃虚弱才是导致孩子咳嗽好得慢的根本原因。

此时，家长要做的应该是给孩子调补脾胃，增加肺气，这叫"培土生金"。只有这样做，才能真正让孩子不再咳嗽，咳嗽了也好得快。

（8）体内湿气大，虚胖，皮肤长湿疹

中医认为，"诸湿肿满，皆属于脾"。如果孩子脾胃虚弱，吃进去的食

物营养吸收慢，又无力排出废物，长期堆积在体内，则非常容易形成痰湿。

这种情况下，孩子会处于虚胖的状态——看着很胖，但是一运动就喘，浑身是汗。长期保持这种状态，孩子的生长和发育也会出现问题。

除此之外，湿气重的孩子，还容易出现湿疹等各种皮肤问题，这也是困扰家长的一个重要问题。其实，这个问题从根本上看，与脾胃虚弱关系密切。

（9）稍一运动就出汗，夜里盗汗

中医认为，气具有固摄作用，可以固摄津液。脾气虚，则肺气也虚，气虚则无力固摄津液。

现在很多孩子都是通过剖腹产出生的，没有经过产道口的挤压，肺部缺了一个重要的锻炼机会，所以很多剖腹产出生的孩子都有一个很大的特点——稍微一运动就出汗。这就是肺气不足的表现，需要通过调补脾、肺，来增加正气。

另外，脾阴不足的孩子，夜里睡觉的时候也容易出汗——盗汗。

（10）情绪无常

肝属木，脾属土。肝主疏泄，与情绪相关，如果肝（木）出了问题，就会影响脾（土）。反过来，当脾（土）虚弱时，肝（木）也容易出现问题，这叫"土虚则木摇"。

现在，我们看到因为脾胃虚弱，导致孩子情绪疏泄出现问题的情况非常多。而很多患有抽动症的孩子，调理脾胃后，病情得到了很大的改善。

延伸阅读：脾虚到底是什么

中医说的脾，跟西医的脾脏，并不是完全一致的。中医认为，脾属土，土克水，脾是统领水液的。例如，我们手里牵一根线，线的另一头绑着一个口袋，那么只要有这条线牵着，用手抡这个口袋的时候，它就不会飞出去，只会围着你的手转——这根牵引口袋的线，就像是人体内的脾气。

脾气足，人体内的水液（包括血液）运行就会正常；脾气虚，脾失去了牵引水液的"线"，就会出现水液控制不住的情况，就会往外流。比如说，老人控制不住排尿，小便失禁；孩子、成人睡觉的时候不断流口水；有些女性在经期时，月经量特别大，这就是因为她的脾虚弱，无力把血液固摄在体内。

因此，当病人有慢性的、控制不住的出血症状时，中医诊断时往往就会考虑他是否脾虚。

脾胃虚弱的孩子，
舌苔斑驳，有齿痕印

（1）孩子舌苔斑驳，有齿痕印，说明孩子脾虚，湿气重

家长描述 ▼

孩子的大便经常是软的，不成形，或呈前面硬后面软的形状，有时味道很臭。

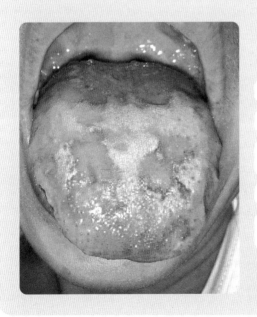

罗博士解析 ▼

舌头上有齿痕	脾虚，湿气重
舌头颜色淡白	气血不足
舌苔斑驳	身体失调，脾胃不足
舌根部舌苔缺失	肾气不足
大便前硬后软，不成形	脾虚

根据家长的描述，孩子的大便经常是软的，不成形，或者呈前面硬、后面软的形状，有时味道还很臭，出现这种情况的孩子非常多。

我记得刚学中医的时候，老先生教过我："**如果有人的大便是前面硬、后面软的形状，就是脾虚的表现。如果大便经常是软的，不成形，也说明他脾虚。**"

这个孩子的舌象有四个特点：

第一，舌形不规则。

舌边上有很深的齿痕，有齿痕代表脾虚，体内湿气重。因为体内的湿气重，水液就会变多，会使体内器官（包括舌头）肿胀。当舌头变得肿胀以后，就会压到牙齿上，长期和牙齿压在一起的部位就会留下痕迹，形成齿痕舌。

第二，舌头颜色淡。

孩子的舌头颜色淡，不是正常的红润颜色，而是呈现出淡白色，这是孩子气血不足的表现。

第三，舌苔斑驳。

孩子的舌苔看起来斑驳，但是和一般的地图舌还是有差别的。地图舌的舌苔，都是一块一块地剥落，没有脱落的舌苔都还能保持正常。但这个孩子的舌苔大部分都是不正常的，有的地方特别厚，有的地方几乎没有，没有任何规则。这种舌象说明孩子的脾胃虚弱，有点儿失调，需要通过长期的调理才能恢复过来。

第四，舌根部舌苔缺失。

孩子舌根部舌苔缺失，说明他体内的肾气有点儿不足。

这个孩子的舌象虽然整体情况看起来比较严重，但只能说明他的身体失调了，未必有很严重的病。只要调理好他的脾胃，身体就能慢慢恢复正常。

给孩子调理脾胃是一个长期的过程，可用的方法也很多，家长不能着急。

（2）多给孩子吃补脾的食物

孩子的脾胃虚弱，家长首先要注意孩子的饮食，尽量给他吃能补脾的食物，比如说山药、莲子等。还要坚持给孩子吃五谷杂粮，控制孩子吃肉的量，做到饮食均衡。

（3）给孩子喝养脾滋阴汤

养脾滋阴汤

配方：以 6 岁小朋友为例，怀山药、芡实、莲子肉、薏苡仁各 9 克，麦冬 6 克，冰糖 1 块。

做法：把这些药放入锅里，倒 4 杯水，用大火煎煮，开锅后用小火煎半个小时，大约剩下 2 杯左右的药汁，把药汁滤出，放入 1 块冰糖，晾凉。

叮嘱：①这道汤喝起来甜甜的，孩子很喜欢，每天服用 1 次即可，最多连续服用 1~2 周。如果是感冒后用来滋补脾阴的话，喝 5 次就够了。
②大人脾阴不足，口干舌燥、舌头红、眼睛干、手心热，用这道食疗方也可以。

家长还可以用一些食疗的方子给孩子调理脾胃。比如，用怀山药、莲子肉、薏苡仁，配上麦冬，一起煮给孩子吃；还可以用焦三仙给孩子煮水喝，帮他消积，等等。

（4）常给孩子按摩，疏通经络

这个孩子的嘴唇边还有一点儿发黑、发暗，这说明他体内有瘀滞，经络不够通畅。家长要经常给他按摩，帮他疏通经络。

推脾经

手法：循拇指桡侧（医学方位词，以手掌为例，靠拇指一侧称为桡侧，靠小指一侧称为尺侧）边缘，沿指尖向指根处推为补。给孩子推脾经的力度越轻越好，因为孩子的皮肤比较娇嫩，太重的话孩子会疼、会难受，不让推。家长可以先在自己身上试做一下，有轻抚感即可。

次数：一般做 3~5 分钟，具体还要看孩子的年龄。几个月大的孩子，做 2~3 分钟就可以了，2~3 岁的孩子做 5 分钟，3 岁以上的孩子可以做 10 分钟。不建议家长天天都做，1 周给孩子做上 2~3 次就可以了。

推脾经

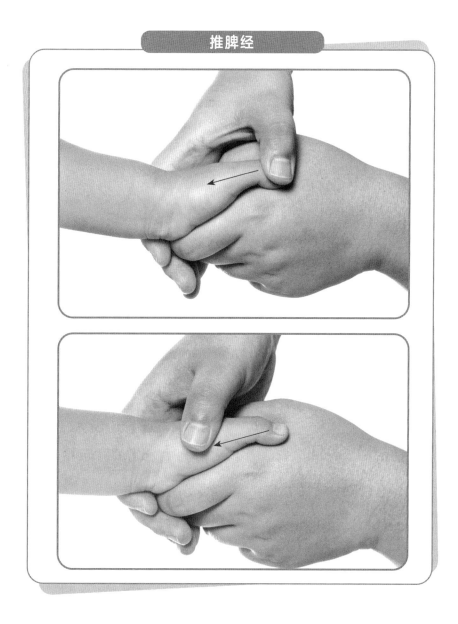

4 脾胃虚弱的孩子，舌苔会脱落

（1）舌苔脱落，说明孩子脾胃受的伤害比较严重

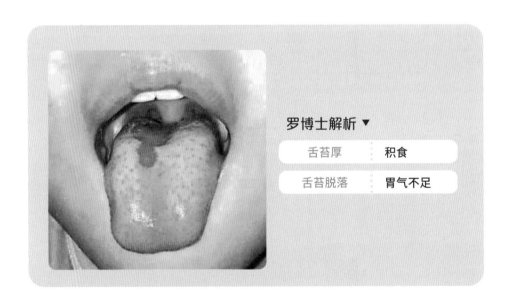

罗博士解析 ▼

舌苔厚	积食
舌苔脱落	胃气不足

有些孩子的舌苔脱落很严重，甚至舌头上都没有舌苔了，而在这之前，他们的舌苔大多数都是偏厚的。

中医上讲"舌苔由胃气所生"——脾胃之气往上升，会将脾胃的状态

反映在舌苔上。孩子的舌苔厚，说明他脾胃里的积滞多，当积滞严重到一定程度了，就会使脾胃受伤，脾胃之气开始衰弱，无力升发。这时候，孩子的舌苔就会开始脱落，**脱落越严重，就说明他的脾胃虚弱得越厉害。**

孩子的舌象会发展到舌苔脱落的程度，通常都是因为家长没能在孩子有积食的时候及时发现，并帮助他们消积，导致积滞在体内停留的时间长了，慢慢影响到了脾胃的各项功能，使孩子的脾胃变得越来越弱。

前面说过，舌头的不同位置能反映出不同脏腑出现的问题。当孩子的舌苔开始一块一块地脱落时，我们也可以根据他舌苔脱落的位置，来判断他身体到底什么地方出现的问题最多。

如果舌苔在舌头根部脱落得较多的话，我们可以推测孩子的下焦，比如肾受到的伤害较大；如果舌苔在舌头的前半部分脱落得较多，那就可能是他的上焦——心肺受到了影响；如果舌头的中间位置出现舌苔脱落，就代表孩子的脾胃出现了问题；如果舌头两侧的舌苔脱落，则意味着孩子的肝胆失和。

人的身体各部位器官出现问题，根本原因还在于脾胃。

（2）注意孩子饮食的多样性

脾胃受伤的孩子，在日常生活中要注意饮食的多样性，不能偏食、挑食。家长应该多让这样的孩子吃点儿五谷杂粮、蔬菜，不要给他吃油腻的食物。

如果家长想用食疗方给孩子调理的话，我建议可以给孩子配一些补脾的食材，比如怀山药、薏苡仁、芡实，然后再配上一点儿滋阴的药，例如沙参、麦冬、生地，放在一起煮给孩子吃。

因为孩子的舌苔脱落，往往大家能看到的只是积滞在外部展现出来的状态，实际上孩子身体内部的脾阴、胃阴也都受伤了，这时候，我们就需要及时给孩子滋阴补脾。

养脾滋阴汤

配方： 以 6 岁的小朋友为例，怀山药、芡实、莲子肉、薏苡仁各 9 克，麦冬 6 克，冰糖 1 块。

做法： 把这些药放入锅里，倒 4 杯水，用大火煎煮，开锅后用小火煎半个小时。大约剩下 2 杯左右的药汁，把药汁滤出，放入 1 块冰糖，晾凉。

叮嘱： ①这道汤喝起来甜甜的，孩子很喜欢，每天服用 1 次即可，最多连续服用 1~2 周。如果是感冒后用来滋补脾阴的话，给他喝 5 次就够了。
②大人脾阴不足，口干舌燥、舌头红、眼睛干、手心热，喝这个饮料也可以。

（3）要经常给孩子捏积

如果孩子的舌苔脱落，脾胃受损，我最推荐的调理方法就是给孩子捏积。

捏积法

手法: 顺着脊柱的方向（从小朋友的臀部到颈部），用手指捏着孩子后脊背的皮肤向前捏 3 下，然后提 1 下，让孩子的肚皮离开床面。这样做，消除积食、调理脾胃的效果非常好。

....

叮嘱: 小朋友刚开始被捏积的时候可能不适应，因为捏积会有点儿疼，但是等适应以后，就会特别喜欢被捏积，不捏都不舒服。

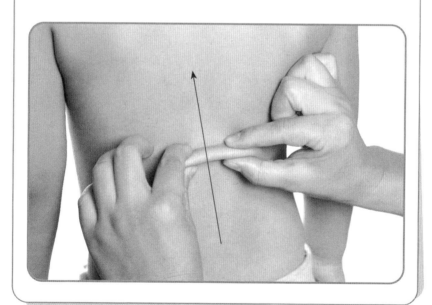

5 脾胃虚弱的孩子，舌中间舌苔厚

（1）舌中间舌苔厚，舌头上有红点，说明孩子典型积食，体内有热

家长描述 ▼

我家小孩6岁，有口臭，大便干燥，睡觉流口水，头发总是容易一戳就翘。

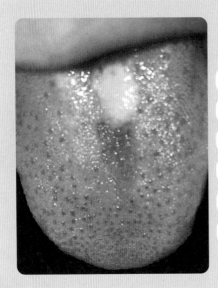

罗博士解析 ▼

舌头中间位置舌苔厚	**典型的积食症状**
舌头上红点明显	**积食化热**
口臭	**积食的症状**
大便干燥	**体内有热**
流口水	**脾胃虚弱**
毛发不好	**脾胃有问题**

这个孩子的舌象有两个特点：

第一，舌头中间位置舌苔厚。

一个脾胃健康的孩子的舌头，舌苔应该是均匀分布在舌体中间的——舌头中间部位代表脾胃，舌边还能露出一圈舌质。如果孩子的脾胃虚弱，他的舌头中部就会有反映。最典型的表现就是舌头中部的舌苔厚，最常见的表现就是舌头中部舌苔出现一块硬币大小的厚苔。

第二，舌头上有红点，这说明孩子体内有热。

（2）让孩子清淡饮食

发现孩子脾胃虚弱了，同时又有积食的症状，一定要先给他消积化食。等孩子体内的积食慢慢化掉以后，他体内的热就会发散出来，这时候再给孩子用一些滋阴的食疗方（我在《脾虚的孩子不长个、胃口差、爱感冒》里介绍过），帮助他清一清体内的热，孩子的脾胃就能恢复健康了。

脾虚、体内有积食的孩子，平时要少吃热性的肉，比如说加了很多辣椒、辛香料烹饪的牛羊肉。

对孩子来讲，这种牛羊肉虽然好吃，但很容易导致积食。而且用热性的调味料做菜，会使牛羊肉热上加热。孩子的体内本来就有积食，体内郁热，吃这些热性的菜对调理孩子身体反而有害。因此，家长一定要让孩子清淡饮食。

（3）给孩子喝消积饮

发现孩子积食了，家长可以用焦三仙和炒鸡内金熬水给孩子喝。如果孩子积食不严重，家长也可以只用焦三仙各 6 克熬水给孩子喝。

消积饮

配方：焦三仙（焦山楂、焦麦芽和焦神曲）、炒鸡内金各 6
克（这是 6 岁孩子的用量，年龄小的孩子酌情递减，
如 3 岁的孩子每味药各用 3 克）。

做法：倒入 2 杯水，开锅后小火煮 20 分钟。

用法：每天饭后半小时喝，一般 1 天喝 3 次，每次煮够孩子
当天喝的量就行。

叮嘱：孩子积食的症状消失就不用再喝了。

（4）给孩子捏积

孩子在 7 岁之前，家长都可以给他捏积，帮助他消积，因为捏积这个
方法对于 7 岁以下的孩子都很有效。这张照片上的孩子今年 6 岁，他的家
长还有 1 年的时间可以给他捏积。经常给孩子捏一捏，孩子就不容易被积
食影响到脾胃健康。

捏积法

手法：顺着脊柱的方向（从小朋友的臀部到颈部），用手指捏着孩子后脊背的皮肤向前捏 3 下，然后提 1 下，让孩子的肚皮离开床面。这样做，消除积食、调理脾胃的效果非常好。

....

叮嘱：小朋友刚开始被捏积的时候可能不适应，因为捏积会有点儿疼，但是等适应以后，就会特别喜欢被捏积，不捏都不舒服。

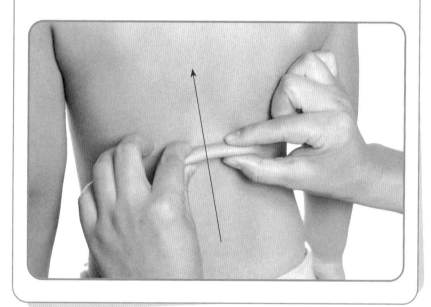

6 脾胃虚弱的孩子，
舌体胖大、舌苔厚、舌质红

（1）舌体胖大、舌苔厚、爱流口水、扁桃体容易发炎，说明孩子脾虚，有积食

家长描述 ▼

　　孩子今年5岁，喜欢趴着睡觉，爱流口水，扁桃体容易发炎肿大，晚上还总起来尿尿。

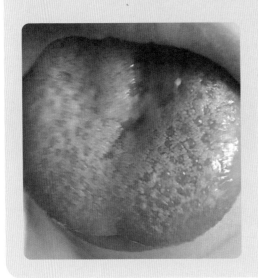

罗博士解析 ▼

舌体胖大	脾虚
舌苔厚	脾胃有积滞
爱流口水	脾虚

小朋友睡觉的时候，有时候会流口水，比如说有的孩子食欲比较旺盛，睡觉流口水是因为晚上做梦梦见食物了，流口水是正常的反应。但是**如果总是睡觉流口水的话，就意味着孩子脾虚。**

这个孩子的舌象有两个特点：

第一，舌苔比较厚。

舌苔厚说明脾胃里面有积滞，因为脾无力运化，所以食物滞留在体内了。脾胃虚弱可能导致积食，积食反过来也可以弱化脾胃功能，最后导致孩子脾虚。

孩子的脾胃被积滞堵住了，心火、肺气都不能往下降，上焦就会越来越热，郁而化火。像这样的孩子，上焦的火都很大，往往一出现外感症状，扁桃体立刻就会发炎。

第二，舌头胖胖的、圆圆的。

这种舌头叫胖大舌，是孩子脾虚、正气不足的表现。正常的舌头伸出来，应该比这个孩子的舌头再瘦一点儿，大小适中。而不是这样，舌头胖胖的、圆圆的，把整个嘴都充满了。当身体内的水液太多，脾无力控制时，水液就会泛滥，进入身体各个器官组织的间隙中，包括舌头。

如果成人舌体胖大，舌头一直压在牙齿上，就会出现齿痕印。

因此，判断成人是否脾虚，看他的舌头上有没有齿痕印就知道了。孩子舌头上的齿痕印可能没这么明显，但**舌体胖大是判断孩子脾虚的标准之一。**

（2）舌苔铺满舌头，舌头中部舌苔厚，嘴唇干裂，嘴角发红溃烂，说明孩子积食，脾胃有热

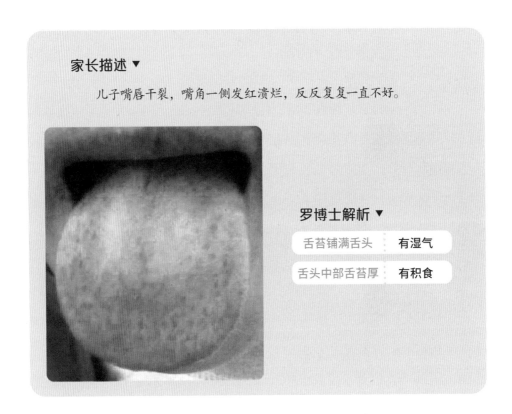

家长描述 ▼

儿子嘴唇干裂，嘴角一侧发红溃烂，反反复复一直不好。

罗博士解析 ▼

舌苔铺满舌头	有湿气
舌头中部舌苔厚	有积食

这个孩子的舌苔把整个舌体都盖满了，舌头中部舌苔比较厚，说明他体内有积食。

中医认为，脾开窍于口，其华在唇。这句话什么意思呢？就是说，脾胃有什么症状，往往会在嘴上（舌头、嘴唇）反映出来。这个孩子的嘴唇很干，嘴角有疮，发红溃烂，说明他的脾胃有内热，火气排不出来。

（3）孩子舌苔厚，舌质红，嘴唇红，说明孩子有积食，体内有热

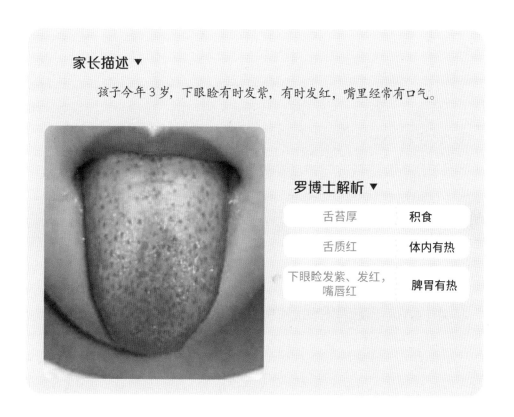

家长描述 ▼

孩子今年 3 岁，下眼睑有时发紫，有时发红，嘴里经常有口气。

罗博士解析 ▼

舌苔厚	**积食**
舌质红	**体内有热**
下眼睑发紫、发红，嘴唇红	**脾胃有热**

　　根据家长的描述，孩子的嘴里时不时会有口气，说明孩子体内有积食。他的脾胃中出现了阻滞，导致胃气往上走，把脾胃里的气味带到了嘴里。

　　孩子的下眼睑有时候发紫，有时候发红。**中医理论认为，下眼睑代表脾胃。如果下眼睑发红、发紫，就说明这个孩子的脾胃一定有热。**

　　这个孩子体内的热，呈现出一种实热和虚热交杂的状态。因为孩子有积食，这会在体内化热，这些热都是实热；而积食又会导致孩子脾阴不足，脾阴不足就会出现虚热。

这个孩子的舌象有两个特点：

第一，舌苔厚。

孩子的舌苔厚，尤其是舌头中后部的舌苔厚，说明孩子的脾或肠道有积滞。

第二，舌质红。

身体健康的孩子，他的舌头应该呈现"淡红色，薄白苔"的状态。如果孩子的舌质发红（观察舌头的舌边和前端），就说明他的体内有热。

除了舌质红之外，这个孩子的嘴唇也是红色的——嘴唇也代表脾，如果脾胃有热的话，嘴唇也会发红。

脾胃有热、有积食的孩子，家长在给他调理身体的时候就要分步骤来进行。

（4）给孩子喝消积化热饮

如果孩子出现以上情况，调理身体的第一步就是消积食——积食会化热，特别是夏天，积食化热的情况会变得比别的季节更严重。此时，可以在家里用焦三仙和炒鸡内金，配上蒲公英，给孩子熬水喝。

消积化热饮

配方： 焦三仙（焦山楂、焦麦芽、焦神曲）、炒鸡内金各 6 克，蒲公英 1~3 克（这是 6 岁孩子的用量，年龄小的孩子酌情递减，如 3 岁以下孩子每味药各用原用量的一半）。

做法： 倒入 2 杯水，开锅后小火煮 20 分钟。

用法： 每天饭后半小时喝，1 天喝 3 次。这是 1 天的量，喝 2 天基本就可以解决问题了。

叮嘱： ①孩子积食的症状消失就不用再喝了。

②蒲公英最主要的作用就是清肺胃之热，体内的实热和虚热都能清除，特点是清热不伤胃，平时还可以把它当野菜吃。

③平时家长还可以经常给孩子喝点儿萝卜汤、吃点儿萝卜片，因为萝卜也有消积的作用。

（5）给孩子喝三豆乌梅白糖汤

三豆是指黑豆（补肾）、绿豆（去火）、黄豆（补脾）。家长要记住，给孩子调理胃热，最终目的是为了让脾胃健康，补肾也是帮助调理脾胃的一种方法。

三豆乌梅白糖汤

配方：黑豆、绿豆、黄豆各1把，3~5颗乌梅（可以在药店里买），2勺白糖。

做法：将豆子洗净（黄豆要提前泡一晚），和乌梅放进水里，加入2勺白糖，大火开锅，然后小火熬2小时以上。当豆子熬成沙状后，就可以给孩子当饮料喝了，口感酸甜，很好喝。

用法：每日2次，早晚温热服用。

一般来说，孩子喝1周左右，嘴角溃烂、脾胃有热、有点儿火的症状就能得到改善。

家长一定要记住，想给孩子调理好脾胃，核心就是一定要先给孩子消积食——脾胃没有负担，调理效果才会更好。

（6）用三味滋阴汤给孩子滋阴补脾

等孩子脾胃里的积食被化去了，热慢慢散掉以后，家长就要开始着手给孩子滋阴补脾。

三味滋阴汤

配方：生地3克、沙参3克、麦冬3克（这是3岁小朋友的量，再大一点儿的孩子，这三味药的用量可以加到每种6克）。

用法：倒入2杯水，开锅后小火煮20分钟。

叮嘱：这三味药熬成的水，除了直接给孩子喝以外，还可以拿来煮补脾消积米给他吃。补脾消积米里面含有怀山药、薏苡仁、芡实、莲子肉等具有补脾作用的食材，把滋阴和补脾的食材一起给孩子吃，就可以达到帮助孩子滋阴补脾的效果。

（7）用捏积法帮孩子调理

除了以上食补的方法外，家长再配合捏积的手法，对帮助孩子恢复健康是特别有好处的。

捏积法

手法：顺着脊柱的方向（从小朋友的臀部到颈部），用手指捏着孩子后脊背的皮肤向前捏3下，然后提1下，让孩子的肚皮离开床面。这样做，消除积食、调理脾胃的效果非常好。

叮嘱：小朋友刚开始被捏积的时候可能不适应，因为捏积会有点儿疼，但是等适应以后，就会特别喜欢被捏积，不捏都不舒服。

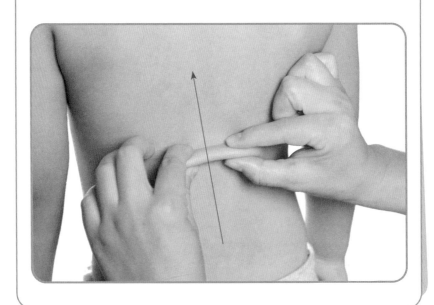

（8）孩子嘴唇易干裂、嘴角溃烂，可以涂点儿猪油

嘴唇干裂的孩子，不能总放任他用舌头去舔嘴唇——因为嘴唇越舔越干，越容易裂开。

其实，孩子嘴唇干裂难受，家长可以给他涂点儿猪油润一润。买一点儿猪肥肉，放进锅里一直加热熬油，猪油就熬出来了。熬干的肉渣可以扔掉，也可以放在菜里一起炒着吃，很香。

把熬出来的猪油放入冰箱冷藏，等它遇冷凝结成白色膏状后，就可以用这个白色的油膏给孩子涂嘴唇，他就不会一直想用舌头去舔了。

中医认为，猪油有润燥、去火、解毒的作用。如果皮肤出现问题，我们也可以用猪油抹一抹。 比如说老人长期生病，躺在床上不能下地，得褥疮了，怎么办？最简单的护理方法就是把猪油涂在长疮的地方，对治疗褥疮是有一定效果的。

熬猪油的时候，如果再配上一点儿对症的药，这样熬出来的猪油效果会更好。不过，小朋友出现这个问题的话，我建议抹点儿普通的猪油就行了。

7 肺气虚、肾气不足的孩子可能舌尖凹陷、舌根部舌苔脱落

（1）孩子舌苔特别厚腻，舌尖凹陷，舌根部的舌苔脱落了一大块，说明孩子积食、肺气虚、肾气不足

家长描述▼

　　我家宝宝3岁11个月了，眼睛总是反复长睑板腺囊肿（俗称霰粒肿，下文均用俗称，方便读者阅读理解），晚上不睡觉，并且爱踢被子，有时还会说梦话，也不好好吃饭。

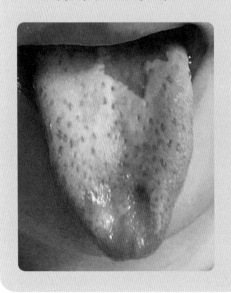

罗博士解析▼

舌苔厚腻	有积食
舌尖凹陷	肺气虚
舌根舌苔脱落	肾气不足
舌头上有小红点	体内有热
晚上不睡觉	脾胃不好
吃饭不好	胃里有积滞

这个孩子的舌象有三个特点：

第一，舌苔特别厚腻，有红点，说明孩子有积食，体内有热。

第二，舌尖凹陷。

人的舌尖往里边一点儿，不到舌头中间的这段位置，对应着人体的肺。看这个孩子的舌象图，他的舌尖部位有一点儿凹陷——这是孩子肺气虚的表现。而整个舌边的前三分之一位置，都是红色的，没有舌苔覆盖。如果这个孩子有外感病的话，我们要警惕，这样的孩子很容易发展成肺炎。

为什么孩子会肺气不足呢？因为他的脾胃虚弱，脾胃和肺之间是相互关联的，有一方出现问题，另一方肯定也会跟着出现问题。

第三，舌根部的舌苔脱落了一大块，说明他的肾气不足。脾气不足，肺气虚弱，则很容易导致肾气不足。

（2）孩子肺气虚、肾气不足会出现哪些问题

a. 睡眠不安稳，不好好吃饭

这个孩子的家长说，孩子马上就要 4 岁了，总是反复长霰粒肿，晚上不睡觉，爱踢被子，有时候还会说梦话，吃饭也不好好吃。

中医里有一句话，叫"胃不合则卧不安"（不和）。不睡觉、爱踢被子、说梦话，这些都是孩子睡觉睡得不安稳的表现。

不好好吃饭，基本上是孩子的胃里有积滞引起的，孩子感觉不到饿，当然不愿意吃饭。

b. 眼睛生霰粒肿

《黄帝内经》里有这样一句话："九窍不利，则肠胃之所生也。"这里的"九窍"，指的是我们的两只眼睛、两个鼻孔、两只耳朵，以及嘴、咽、喉。书中认为，身体九窍出现的问题，多数都与脾胃失和有关。

现在有很多孩子，每天吃的饭菜、零食都特别好，结果吃完了之后身体来不及消化，产生积滞，导致体内特别热。这热在体内排解不掉，引起的火就会往孩子的上半身走，就容易在九窍上表现出来——尤其是眼睛，火往眼睛上走就会出现霰粒肿。比如这个孩子，他的家长说他的眼睛生了霰粒肿，一直反反复复恢复不了，就是体内有火一直散不出去的缘故。

霰粒肿是一种儿童多发病症，很多小朋友都会得这种眼部疾病。根据我的经验，**得了霰粒肿的孩子，多半都是因为每天吃的食物肥甘厚味，吃得太好了，把自己给吃积食了。长此以往，脾胃一直郁热蓄积、气结不畅，最终就会出现体内的火往上边走，在眼睛上发作的情况。**

对于得了霰粒肿的小朋友，医院一般都是通过手术给他们治疗。但是手术之后的最大问题，就是有的小朋友过一段时间又会复发，继续长霰粒肿——因为他们体内还有热，火也一直没排出去。

据说有的家长在带孩子去做过几次切除霰粒肿手术以后，几乎要崩溃。因为孩子的眼睛很娇嫩，不停地在眼睛上开刀，对眼睛的伤害非常大。

因此，家长要随时关注孩子的舌头，一旦发现他们的舌苔厚腻，有积食的症状了，就要赶紧想办法消积。

上述这些症状，无论是舌象，还是孩子身体出现的症状，这些问题都源自于中焦（脾胃）的积滞。

中医认为，脾胃是人体的核心。人的身体每天都在进行着气机的循环：脾气向左往上升，胃气向右往下降，肝气随脾气向左往上升，胆气随胃气向右往下降——这叫肝随脾升，胆随胃降。然后心火往下降，肺气往下降，肾水从下往上走。

这个身体气机的循环过程，其枢纽就是脾胃。当脾胃有积滞，气被堵住了，身体的气机循环不起来了，就会出现问题。

中焦有积滞的小朋友，给他们调理身体一定要先考虑消积食。消完积食之后，再针对各个不同的器官进行有针对性的调理。

（3）什么情况下用保和丸给孩子消积食

想给孩子调理身体，首先就要消积食。我推荐中医常用消积食的药——保和丸。但保和丸通常是在孩子吃饱以后，积滞状态很明显的时候才会用到的中成药，一般不建议家长给孩子常吃保和丸消积。焦三仙的药性比较温和，孩子平时还是喝焦三仙比较好。

如果成人吃多了，脾胃因为积食难受，也可以吃点儿保和丸来帮助脾胃缓解不适。

（4）用医用胶布将吴茱萸粉加米醋贴在孩子脚心

孩子身体有积滞的时候，体内也会有热。家长在给孩子消积的同时，可以请附近的中医，根据孩子的具体症状开一点儿清热解毒的中药方，像连翘、大青叶、金银花、夏枯草这几味中药都可以用。连翘除了清热解毒之外，还具有散结的作用。方子很简单，一般的中医都可以把握好用量。

如果家附近找不到，或是不方便看中医，我再介绍一个简单的小方法，方便家长给孩子清热解毒。

有一味中药，叫作吴茱萸，它的味道是辛辣的，在没有花椒的时候，它一直是古代中国人饮食做饭的主要调料。到了后来，花椒通过丝绸之路传入中国，吴茱萸和花椒就成了当时人们做饭最常用的两种调料——直到明朝末年，辣椒进入中国，吴茱萸的调味功能才渐渐被辣椒所取代。

您不要以为吴茱萸是山茱萸的别称。千万不要弄错了，吴茱萸和山茱萸是两种不一样的中药。

吴茱萸性温热，家长可以去正规药店里买。**把吴茱萸碾成粉末，要碾得特别细。每天晚上取一些吴茱萸粉，加上点儿米醋，调成糊，放在纱布上，贴在孩子脚心的涌泉穴处。每天晚上给孩子贴，早上拿下来就行。**

中医有一个祛火的概念，叫"引火下行"，就是让火往下走。用吴茱萸粉加米醋调成糊给孩子贴脚心，就是按照这个思路来清热的。

照片上的这个孩子，家长说他的霰粒肿总是反复，那么用这个方法来调理一下是非常有效的。

当然，我还是建议，家长有机会的话要带着身体有问题的孩子去看中医，让医生根据孩子的身体情况具体分析，针对他体质出现的问题来调理。往往孩子体内的状态调整过来，重新获得平衡以后，身体就不太容易出现问题了。

8 舌苔厚、特别贪吃的孩子可能胃强脾弱

（1）孩子贪吃，舌头中间舌苔厚，舌头前半部分颜色红，说明胃强脾弱

家长描述 ▼

孩子今年3岁了，特别贪吃，总是觉得饿，现在我发现他的舌苔已经变厚了。

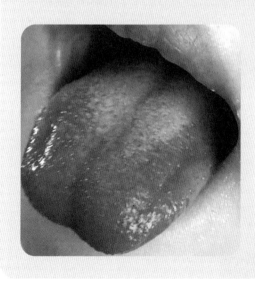

罗博士解析 ▼

舌头中部舌苔厚	脾胃有积滞
舌质偏红	体内有热
舌头前半部分红，中后部舌苔厚	胃强脾弱
贪吃	胃里有热

孩子的舌象有两个特点：

第一，舌头中间的舌苔很厚。

孩子的舌苔明显集中在舌头的中间位置，这说明他的脾胃有积滞，吃进肚子里的东西没有被完全运化，都堵在脾胃里面了。

第二，舌头颜色偏红。

舌头颜色偏红说明孩子体内有热。这个孩子舌头的前半部分非常红，偏中后部的舌苔很厚，这是典型的胃强脾弱的舌象。

（2）胃强脾弱的孩子还可能脾阴虚

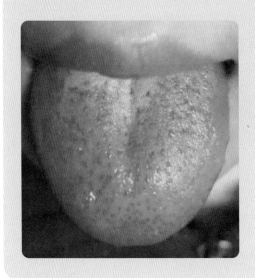

家长描述 ▼

孩子经常想吃东西，总是吃不饱的样子，并且有口臭，眼袋发红、发紫，排便不规律，现在已经4天没有排便了，总是不愿意喝水，喜欢发脾气。

罗博士解析 ▼

舌头中间舌苔厚	积食
舌头上有小红点	体内有热
老想吃东西	胃里有热
口臭	积食
眼袋发红、发紫	脾阴不足

这个孩子的舌象和上一个孩子一样，舌头中间的舌苔都很厚，不同的地方在于，他的舌头上有很多小红点。这说明什么呢？

第一，舌头中间舌苔厚。

积食的孩子，舌头中间的舌苔会变厚。这个中间部位舌苔的厚薄，往往会随着孩子体内积食的症状，出现轻微的厚或非常厚腻等不同的情况。

第二，舌头上有小红点。

积食的孩子，一般体内也会有热。看孩子舌头上面的小红点，体内的热越多，小红点就会越多，越有凸起的感觉。如果这些小红点不够鲜红，还说明孩子气血不足。

（3）孩子胃强脾弱有什么表现

a. 总觉得吃不饱

这两个孩子的症状都是经常想吃东西，总觉得吃不饱。这种情况往往是孩子胃里有热导致的。**由于胃热，孩子体内火气旺，所以总觉得胃里空空的，总想吃东西。**

中医把这种情况叫作"消谷善饥"，这是一种中焦（脾胃）热盛导致食物进入腹中容易被消耗，使人时常感觉到饥饿的病症。

b. 有口臭，眼袋发红、发紫

如果孩子的脾胃里有积滞，胃气被堵住无法下沉，就会上逆，导致有口臭。

其实，我们能吃下多少食物，自己的身体都是有数的。身体健康的人吃下一定量的食物后就会觉得饱了，不会再继续吃了。有的人特别贪吃，总是感觉饿，这种情况就说明他体内可能有热，中医把这种热叫作"胃热"。

胃热有一个重要表现就是"消谷善饥"。"谷"，就是食物，"消谷"是指身体消耗食物的速度特别快；"善饥"就是容易饿的意思。因为胃里有热，胃功能亢盛，消化食物的速度特别快，孩子就会觉得饿。**当家长发现孩子总是喊饿，想吃东西，就要考虑他是不是胃中有热了。**

胃主消化，负责把进入胃中成块的食物都消化掉，变成食糜一样的东西；脾主运化，负责把胃运输给它的"肉糜"转变成我们身体能够吸收的营养物质，再把它运转到全身。如果胃功能亢盛，孩子吃进去多少食物都被消化了，而脾却不能完全运化，时间久了，这些被胃消化却无法被脾运化的食物就会堆积在脾胃之中，形成积滞。

在刚刚有积食的时候，孩子会不想吃东西。但如果积食一直停留在体内形成积滞，胃部长期受到积滞的影响，就会无法正常消化食物，朝着胃热的方向发展。

当胃里有热的时候，孩子又会变得非常想吃东西，但是怎么吃都还是觉得饿，吃不饱——这就是孩子胃部受伤的表现。

如果孩子还有发红、发紫的眼袋，就说明孩子的脾也受伤了，脾阴不足——由于胃部受伤，影响到了脾。

中医上，把这种胃有热、脾受伤的表现称为"胃强脾弱"——脾胃被积食伤到以后，胃朝着热的方向发展，胃功能看似很强大的样子，让孩子总觉得饿；脾却因为受伤了，无法吸收胃消化的食物的营养。

有这种症状的孩子，虽然看着特别能吃，但是他的身体状况却不一定很好。

大家一般都会认为，积食是积在胃里的。其实，脾胃的功能密不可分，食物积在胃里的时候，人就会不想吃东西，还会有反胃的感觉。积食更严重一些，积在脾了，就会使脾的吸收功能出现障碍，无法正常运化食物。

积食在胃还是在脾，这二者是有区别的：积食在胃，一般都是急性的，偶然才会发生一次，比如说前一天孩子吃肉吃多了，第二天他的嘴里有味儿了，不吃东西了，这个往往就是积食在胃的表现；而积食在脾，往往是慢性的，积食会不断地削弱脾的吸收功能，对它造成伤害。

（4）孩子胃强脾弱，家长如何调理

a. 用滋补脾阴汤给孩子补脾

积食在脾和积食在胃的情况不同，所以，除了消积食以外，家长还要给孩子滋阴补脾。

滋阴补脾的方子我在《脾虚的孩子不长个、胃口差、爱感冒》一书中介绍过，**最简单的方法就是用食疗方给孩子补脾阴——用生地、沙参、麦冬，配上一点儿山药、薏苡仁、芡实、莲子肉，放在一起煮给孩子吃。**

孩子喝上一段时间，他的胃就不会那么亢盛了，食欲就会恢复正常。当他的食欲恢复正常以后，胃不再把过多的食物送去给脾运化，脾没有太大负担了，就能慢慢恢复。

滋补脾阴汤

配方：怀山药、芡实、莲子肉、薏苡仁各 9 克，麦冬、沙参、生地各 6 克，冰糖 1 块（这是 6 岁孩子的用量，年龄小的孩子酌情递减）。

做法：把这些药放入锅里，加入 4 杯水，用大火煎煮，开锅后用小火煎半个小时。大约剩下 2 杯左右的药汁，把药汁滤出，放入 1 块冰糖，晾凉。

叮嘱：①这道汤喝起来甜甜的，孩子很喜欢喝，可以像饮料一样随时服用。1 天服用 1 次即可，连续服用 1~2 个星期。感冒后滋补脾阴的话，5 次就够了。

②大人脾阴不足，口干舌燥、舌头红、眼睛干、手心热，喝这个饮料也挺好的。

③给孩子消食化积、滋阴补脾的时候，家长还得让孩子尽量少吃肉——爱吃肉的孩子往往都会脾阴不足。

④如果孩子胃强脾弱的症状严重，还可以加上玉竹，放在一起熬水给孩子喝。

b. 用捏积法给孩子推拿

如果家长能配合小儿推拿的方法，给孩子捏积，这样调理起来的效果会更好。

捏积法

手法：顺着脊柱的方向（从小朋友的臀部到颈部），用手指捏着孩子后脊背的皮肤向前捏 3 下，然后提 1 下，让孩子的肚皮离开床面。这样做，消除积食、调理脾胃的效果非常好。

叮嘱：小朋友刚开始被捏积的时候可能不适应，因为捏积会有点儿疼，但是等适应以后，就会特别喜欢被捏积，不捏都不舒服。

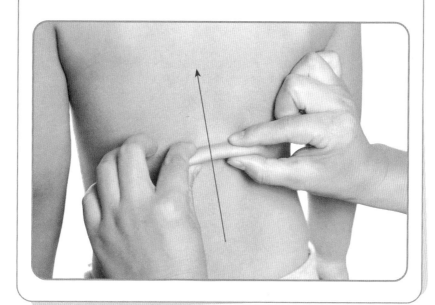

c. 给孩子喝杏仁露通便

有些孩子，脾虚的时候还会出现腹泻（由脾虚导致脾气不足，脾气无法固涩体内的液体而造成的），或者大便不通（即便秘，脾虚导致体内有热，消耗了体内的津液，津液无法充分滋润粪便，因而排便困难）的症状。

当孩子大便不通时，家长就要给孩子吃点儿粗粮，比如把玉米打成粉，加水煮成糊给他吃，因为玉米有促进肠道消化吸收的作用。或者给孩子吃点儿大枣，大枣也有润肠道的作用。

除了玉米和大枣，家长还可以给孩子喝杏仁露，市面上卖的杏仁露就可以。因为杏仁能开肺气，而肺与大肠互为表里；肺气一开，大肠自然也就不会继续堵着了。它的味道也好，小孩子都不太会排斥。如果孩子总是便秘，家长就可以给他喝点儿杏仁露，不用喝多，半罐就足够让孩子大便通畅了。

我妹妹的孩子小时候就出现过大便不通畅的情况，她来问我："孩子两三天没有大便了，怎么办？"我说："给孩子喝点儿杏仁露试试吧。"给孩子喝了杏仁露之后，感觉好像一分钟都没到，孩子就说要去上厕所，马上就排便了。

d. 给孩子推大肠经可以帮他通便

除了喝杏仁露外，我再教您一个推拿方法帮助孩子通便。这个推拿方法，推的是孩子的食指，这里是孩子的大肠经，有帮助孩子通便的作用。推大肠经也分补法和泻法。补法可涩肠固脱，温中止泻；泻法可清利肠腑，导积滞。从指尖推向指根为补，从指根推向指尖为泄。

推大肠经

手法： 推小朋友食指靠近大拇指这一侧（大肠经循行路线）。从手腕这一端开始，从食指的根部推到手指尖。只推食指的侧面就行，轻轻地推，不要特别使劲，一般一次推 200 下就够了。

叮嘱： 这个推拿方法，推到孩子大便通畅之后，就不要再用了。

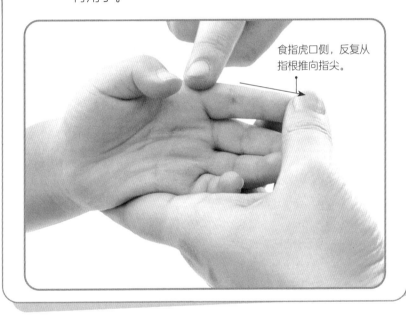

食指虎口侧，反复从指根推向指尖。

　　家长一定要记住，虽然帮助孩子通便很容易，方法也多，但是导致孩子便秘的根源之一，就是脾阴不足。我们在日常生活中要用心去调理的，主要是孩子的脾阴不足。不要孩子不便秘了，家长就放松了，认为他的身体已经恢复到正常状态了。

第4章

家有阴虚、阳虚体质
的孩子怎么养

◎ 孩子为什么会变成阴虚体质

家长的阴虚体质会遗传给孩子、孩子食用了含有抗生素和
激素的食品、孩子学习压力过大……

◎ 阴虚体质的孩子，身体通常有什么症状

大便干燥，脾气不好，好动，睡觉时盗汗，手脚心容易热，
喜吃凉东西，身体容易发热（不是发烧那种），嘴唇鲜红，
有眼袋，眼袋发红、发紫……

◎ 脾阳虚的孩子身体通常有什么表现

身材偏瘦或者虚胖，面色萎黄，受寒后易出现腹泻、胃肠
型感冒，更容易患风寒感冒、鼻炎、哮喘、咳嗽，睡觉时
全身出汗、流口水、眼睛不能完全闭上，大便有时干燥、
有时偏稀、气味比较臭。

孩子为什么会变成阴虚体质

（1）家长的阴虚体质会遗传给孩子

有时候，我给一些孩子调理阴虚体质，怎么调理效果都不明显，我就想，这孩子怎么阴虚得这么厉害呢？结果，我一看到孩子的母亲就明白了原因——遗传。**爸爸妈妈备孕时身体没有调理好，孩子受到了父母的遗传影响——家长是什么体质，孩子就有可能是什么体质。**

对于体质阴虚的孩子，我建议家长照镜子看一下自己的舌头是不是红色的，舌苔是不是薄的，如果是，那就说明孩子的确受到了父母的遗传。

根据我的经验，这种遗传而来的阴虚体质，调理起来会相对难一点儿，而且阴虚体质的人一辈子都要注意调理自己的体质。

（2）孩子食用了含有抗生素和激素的食品，脾阴就会受伤

有些孩子阴虚是因为脾阴不足。很多孩子喜欢吃肉，但实际上现在市面上的食品安全问题并没有完全得到解决，有些饲养户为了多卖点儿钱，会在养殖的时候在动物饲料里加入一些激素类的药。

我建议，孩子（包括家长）要么吃特别安全的肉，要么就别吃太多肉——我们家现在基本就是这样。但是现在有不少幼儿园、学校和家庭，每天都变着花样儿给孩子做各种肉吃，不少孩子基本上一瞅见餐桌上有青

菜就不吃，只吃肉——肉基本成了孩子的主食。长期这样饮食，孩子的身体就会出很多问题。

我觉得摄入这种激素过多的食物，是导致孩子体内逐渐生热，慢慢出现阴虚体质的一个比较重要的原因。

（3）孩子学习压力过大，就会肝阴受伤

我有一次参加朋友聚会，一位朋友把他的孩子带来了，说孩子打嗝儿半年多了，怎么看都看不好，他问我这是什么原因。我看这个小朋友的个子很矮，身材很瘦，嘴角和鼻子周围颜色都发青，就让他伸出舌头，一看颜色鲜红，形状还是尖的，说明这个孩子肝气不舒。

孩子爸爸告诉我，小朋友的成绩在班级里面排倒数第二，我问他："孩子平时是不是压力很大？"他爸爸说："他今年上小学四年级，我给他报了 7 个补习班。孩子的压力有可能是我造成的。"

我建议，给孩子报学习班、兴趣班，一两个就够了，不要报太多，这样会给孩子太大的学习压力。

孩子压力大，肝气不舒，就会有肝火产生，导致肝阴受伤，变成阴虚体质。长期生活在不正常的压力下，他的生长发育肯定就会受到影响。

除了这三个主要原因之外，还有什么可能会导致体质阴虚呢？

我碰到过一些成年人，总是吃麻辣的食物，长此以往，就会变成阴虚体质。我相信，孩子一般不会吃这些麻辣的东西，他们的阴虚，多数还是因为吃肉导致的。

还有的成年人天天熬夜，时间长了也会导致阴虚体质，但我相信孩子应该不至于天天熬夜，因此这也不是他们阴虚体质的成因。

② 阴虚体质的孩子，身体通常有什么症状

如果孩子的身体出现了如下所列的一种或多种症状，就说明他是阴虚体质。

（1）大便干燥，脾气不好，好动——"阴虚则生内热"

一般来说，阴虚的孩子往往大便干燥，有的非常严重，甚至每次大便都很痛苦。

阴虚的孩子脾气也不好，性格容易急躁，稍微有点儿不顺心的事儿就会发火，并且平时还比较好动。

为什么阴虚体质的孩子会出现上述情况？因为阴虚是说明身体内液体不足了，当身体运转时，体内没有"润滑油"——液体，当然就会生热。这就是中医认为的"阴虚则生内热"。

（2）盗汗，手脚心容易热，喜吃凉东西

有的孩子晚上容易盗汗，睡得头上都是汗；还有的孩子手脚心容易发热，睡觉的时候胳膊、腿一定要伸到被子外边，而且还喜欢吃凉的东西，比如冰激凌，因为吃凉的东西让他觉得舒服。

（3）身体容易发热（不是发烧那种）

阴虚的孩子身体容易发热，但这种发热不是发烧，而是总有热热的感觉。

（4）嘴唇鲜红，有眼袋，眼袋发红、发紫

有时候阴虚的孩子嘴唇的颜色会比其他孩子的更鲜红，下眼袋还容易变大，颜色发红、发紫。

3 阴虚体质的孩子舌象是什么样子

（1）阴虚的孩子，舌头颜色偏红，舌苔很薄甚至无舌苔

家长描述 ▼

　　孩子今年 4 岁，嘴唇红，还很干，会起皮，眼角下发青，睡觉时会流口水；之前头上还会流很多汗，最近出汗的症状减轻了；睡眠质量不错；食欲不好，不吃主食，每餐只肯吃菜、喝稀饭。

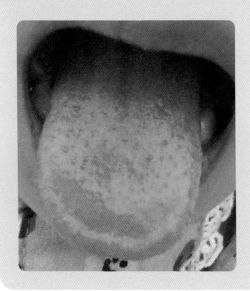

罗博士解析 ▼

嘴唇红、干、起皮	干燥、有热
眼角下发青	脾有问题
睡觉流口水	脾虚
睡觉头部多汗	体内有热
舌头颜色偏红，舌苔很薄甚至无舌苔	阴虚内热

这个孩子的舌头有两个特点：

第一，舌头颜色偏红。

第二，舌苔非常薄，几乎看不到。

这两个特点说明孩子阴虚，体内有热。根据家长的描述，**孩子的嘴唇红，很干，会起皮，这些是孩子体内干燥有热的表现。**

因为眼皮周围的状态能反映出脾的状态，孩子下眼角发青，说明他的脾出现了问题，睡觉时流口水也说明孩子脾虚。睡觉时头部流很多汗，食欲不好，每餐不吃主食，只吃菜、喝稀饭，这些都说明孩子体内有热，这有可能是脾虚产生的热。

（2）阴虚的孩子，舌头布满小红点，舌质偏红、嘴唇暗红

家长描述▼

孩子今年9岁多了，大便一直不太正常，有时两三天一次，不干，但是粘马桶；食欲时好时坏；爱长出气儿，最严重的是他老感觉喉咙里有痰，爱清嗓子。孩子的舌尖上还有一块瘀斑，像草莓点一样。孩子吃了不少中药，却始终调理不好，曾经在3岁、7岁和8岁的时候有过长出气儿特别厉害的现象，带他去医院做心脏彩超，医生说心脏有一点儿小问题，但不是造成他长出气的原因。

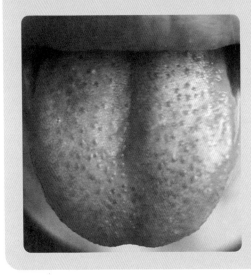

罗博士解析▼

舌头充满小红点	体内有热
舌质偏红、嘴唇暗红	阴虚
大便不成形（不正常）	脾虚

这个孩子的舌头上面遍布小红点，舌质也有点儿偏红，嘴唇暗红，说明他正处于阴虚内热的状态。

舌头上的小红点，医学术语把它叫作"蕈状乳头"。在孩子比较健康的时候，它看起来不会有明显的凸起。但如果当孩子体内处于很热的状

态，舌头上毛细血管内的血液流动速度变快时，就会使这些小红点膨胀起来，显得特别红。

有些患者体内有热病的时候，这些小红点甚至能红得像刺儿一样，中医管这种像刺儿一样的小红点叫"芒刺"。

当然，这个孩子的舌头上，小红点看起来只是有点儿凸起，还不到"芒刺"的阶段。

家长说孩子总是爱长出气儿，这是什么原因呢？

《黄帝内经》说："阳虚则外寒，阴虚则内热。"人体内有热，心脏跳动的速度就会加快。而心脏跳动速度加快，就会影响血液的整体运行速度。**有时候气血循环跟不上心跳的速度，孩子就会出现爱出气儿、长出气儿的现象。**

除了爱长出气儿以外，家长还说孩子总是咳嗽，这是他体内的热消耗了体内的津液的缘故——**嗓子一直得不到津液的滋养，就会觉得干，想咳嗽。**

这个孩子还有大便不成形（不正常）的症状，这是由脾虚造成的；大便两三天一次，说明脾虚；大便粘马桶，说明还有点儿湿热。脾阴虚与湿热并存，身体无力调控水液，无法控制的水液变成了湿邪，所以阴虚。

4 阴虚体质的孩子，家长如何调理

（1）阴虚体质的孩子，日常饮食要注意什么

当发现孩子变成阴虚体质以后，家长除了用各种方法给他滋阴、补脾、清热之外，在日常饮食方面，也需要多多注意。

因为这些方法都只是调理手段，最关键的还是改变孩子的生活习惯，不能让他体内变得过于燥热，进入阴伤的状态。

学过一些中医知识的家长都知道，热性的食物吃多了就容易上火。孩子体内有热的时候，最好别给他们吃牛羊肉这种热性的肉。如果一定要吃肉，可以给他们吃滋阴的肉，比如说鸭肉和猪肉。当然，辛辣的、麻辣的食物，同样不可以给孩子吃，因为这些食物会使他们的体内变得更热。

这样的孩子，**要多吃清淡的食物，家长要尽量让孩子多吃一些五谷杂粮**。五谷杂粮对孩子的生长发育能起到非常重要的作用。如果能让孩子多吃一些滋阴的东西则更好，比如说莲藕、山药。

很多家长喜欢给孩子吃水果，但是水果也分热性和凉性。体内有热的孩子，如果家长天天给他吃龙眼肉补血，这就不可以——龙眼肉是温热的，孩子越吃越容易上火。

家长可以给孩子吃点儿梨，或者西瓜，它们都是凉性的，能让孩子体

内的热慢慢凉下来，甘蔗、荸荠也可以，它们有滋阴的作用，多吃一些对孩子的身体没有坏处。

广东人经常用生地、熟地和猪龙骨煲汤喝，这个习惯就很好，**无论孩子体内是否有热，家长都可以经常煲汤给孩子喝，这对孩子的身体是有益处的。**

如果能带孩子去看看中医，针对孩子的体质请中医开一个具体的方子滋阴补脾，效果会更好。

（2）给孩子喝三味滋阴汤、消食滋阴饮调理阴虚体质

孩子体内的热，分成虚热和实热。一般的孩子体内的热，都是慢性的虚热，真正的实热，在孩子的身上未必会出现很多。

想帮助孩子调理阴虚体质，主要还是应该以滋阴为主，家长可以给孩子喝三味滋阴汤。

三味滋阴汤

配方：生地 6 克、沙参 6 克、麦冬 6 克（这是 6 岁孩子的用量，年龄小的孩子酌情递减）。

....

做法：放入 2 杯水，开锅后小火煮 30 分钟。

....

用法：每天喝 2 次，早晚饭后饮用。

石斛也有滋阴的作用，家长还可以在三味滋阴汤里加上石斛。平时家里煲汤，比如说猪瘦肉汤，也可以往汤里放一点儿石斛。其实，直接用石斛熬水给孩子喝也行。

如果孩子稍微有点儿实热，就需要再加上一点点清热的药物；有湿邪，还要加上一点儿茯苓、薏苡仁；还可以再配上蒲公英清胃热。

家长还可以给孩子喝消食滋阴饮来消食、清热、滋阴。

消食滋阴饮

配方：焦三仙、炒鸡内金、生地（如果孩子体内的热很严重的话，生地可以酌情加到9克）、沙参、麦冬、茯苓、薏苡仁各6克，蒲公英3克（这是6岁孩子的用量，年龄小的孩子酌情递减）。

做法：放入2杯水，开锅后小火煮30分钟。

用法：每天喝2次，早晚饭后饮用。

有的时候，只给孩子用滋阴清热的药，未必会起到很好的效果，这时，就要配合滋阴清热的药，同时给孩子食用补脾的食物，比如怀山药、薏苡仁、莲子肉，或者补脾消积米等，这些都是补脾的食材。

总之，**想改善孩子的阴虚体质，家长就要给孩子一边滋阴清热，一边补脾**。按照这样的思路来调理，孩子的体质就能慢慢好转。

（3）给孩子捏积

阴虚内热的孩子，家长可以按照从上往下捏的方法给他捏积，这和我们一般从下往上捏的方法不一样，但是这样给孩子捏一段时间，他的体质就能改善了。

捏积法

手法：顺着脊柱的方向（从小朋友的颈部到臀部之间），用手指捏着孩子后脊背的皮肤向前捏 3 下，然后提 1 下，让孩子的肚皮离开床面。这样做，消除积食、调理脾胃的效果比较好。

叮嘱：小朋友刚开始被捏积的时候可能不适应，因为捏积会有点儿疼，但是等适应以后，就会特别喜欢被捏积，不捏都不舒服。

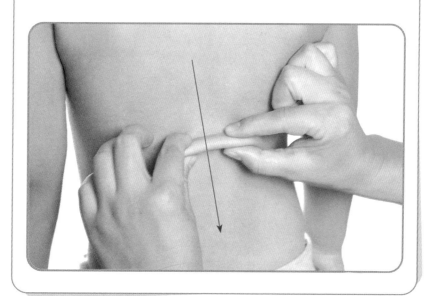

（4）用乌梅白糖汤、莲藕、山药、荸荠等给孩子滋阴

家长多给孩子喝一点儿乌梅白糖汤也是好的，用两三颗乌梅和适量白糖，一起煮水喝就行。常喝乌梅白糖汤可以达到酸甘化阴的效果。

如果孩子吃饭时特别爱吃菜，家长可以多做点儿莲藕、山药、荸荠这些滋阴的菜。同时，多吃蔬菜、水果还可以适当地补充孩子体内所需的维生素，对他的身体有好处。

家长一定要记住，尽量不要给孩子吃辛辣的东西，也不要吃牛羊肉。

5 阴虚的孩子磨牙，家长如何调理

（1）阴虚的孩子，爱磨牙，好动，舌体偏红，舌苔不明显

家长描述 ▼

孩子平时好动，睡觉经常磨牙。舌体偏红，舌苔不明显。

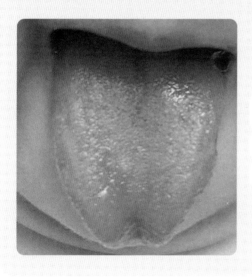

罗博士解析 ▼

舌体偏红，舌苔不明显	阴虚
磨牙	阴虚、津液不足
好动	体内有热

我们看这个孩子的舌头，颜色偏红，舌苔很薄，这些症状都说明孩子阴虚。

判断孩子是否阴虚，我们就看他的舌头。一般来说，孩子正常的舌头应该是淡红色的，有薄白苔。**如果孩子的舌头变红了，舌苔很薄，甚至没有舌苔的话，可能就是阴虚了。**

（2）孩子为什么磨牙

导致孩子磨牙的原因一般有几种。

第一，孩子可能肚子里有蛔虫。这种情况一般在大便里查一查虫卵就能查出来。因为蛔虫分泌的一些毒素会刺激身体，所以肚子里有蛔虫的孩子会磨牙。

第二，孩子缺钙也会磨牙。

第三，孩子体质阴虚。孩子磨牙最为常见的原因就是体质阴虚，阴虚会导致孩子体内液体不足，然后筋脉失养。中医认为，**阴虚是导致孩子磨牙、成人抽搐、腿抽筋等情况发生的主要原因。**

（3）睡觉爱磨牙的孩子养阴就能改善

小朋友的阴虚体质，只要调节一下饮食，给他养阴，就能改善过来。

a.给孩子炖养阴猪骨汤养阴

生地、沙参、麦冬、石斛，这些药材都是养阴的，和猪龙骨放在一起煲点儿汤，每天给孩子喝一点儿，就可以养阴。

养阴猪骨汤

配方：生地 6 克、沙参 6 克、麦冬 6 克、石斛 6 克、枸杞子 6 克、当归 3 克（成人每味药可以用到 9 克，当归 6 克）、猪龙骨（猪脊椎骨）1 节。

用法：煲汤服用，每日 1 次，吃 1 周即可。

b. 用芍药甘草汤治疗磨牙

对于因阴虚导致晚上磨牙的孩子，中医有特殊的方法调理，比如中医有个方子，叫芍药甘草汤。

这个方子成人服用，就用白芍 30 克、炙甘草 6 克，孩子的用量要适当减少，可以用到三分之一的量。

芍药甘草汤

配方：白芍 10 克、炙甘草 2 克。

做法：将白芍和炙甘草药放入锅中，倒入 4 杯水，开锅后熬成 2 杯水的量，或开锅后小火煮 30 分钟即可。

用法：每天 2 次，饭后服用。

这个方子的原理是酸甘化阴。白芍是酸的，甘草是甘的，酸、甘在一起就会起到养阴润燥的作用，可以把燥热转化成阴的液体。

芍药甘草汤治疗磨牙和抽筋的效果非常好。夜里磨牙、腿抽筋，一般喝两三天就没问题了。

我建议有这种症状和舌象的人都尝试一下，最好找附近的医生看一看，斟酌一下用量。

c. 给孩子喝乌梅白糖汤养阴

家长平常也可以给孩子喝点儿乌梅白糖汤来养阴。

乌梅白糖汤

配方：5 颗乌梅（要去药店买），2 勺白糖。

做法：以上食材加水，大火烧开，然后小火熬 2 个小时以上。

用法：这个汤可以当作饮料给孩子喝。

上面所列的这些都是食疗的方法，比较方便、安全，如果孩子爱磨牙，确定是阴虚体质，家长可以尝试着给孩子调理一下。

6 阴虚、总流鼻血的孩子，家长如何调理

（1）阴虚的孩子，舌头颜色偏红，舌中部比较红，舌苔也不厚，说明脾胃热得尤其厉害

家长描述 ▼

孩子快7岁了，脸色一直偏黄，胃口不好，总是没有精神，看上去很累的样子；睡觉不踏实，脾气也不好；经常大便干燥，身上还有过敏的症状；最近总是流鼻血，前一天夜里刚流过鼻血，第二天早上又会流鼻血。

罗博士解析 ▼

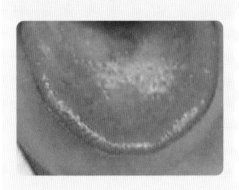

舌头颜色红	体内有热
舌苔薄	阴虚
舌中部一块红	脾胃热
大便干燥、流鼻血	体内有热
脸色偏黄	可能有脾虚症状
没有精神，累	正气不足
睡不踏实、脾气大	体内有火
过敏	身体失调、体内有热

这个孩子的舌头颜色偏红，舌苔也不厚，说明他的体质阴虚，体内有热。因为体质阴虚的表现就是"舌红、苔薄、脉搏细数"，脉搏细数就是指脉搏细，跳得快。这个孩子的舌质红、舌苔薄，正好对应上了阴虚的舌象。孩子的舌头中部还有一块比较明显的红色，说明他的脾胃热得尤其厉害。

除了舌象以外，根据家长的描述，这个孩子的身体还出现了一些其他的症状。

a.脸色偏黄，精神不好

孩子的脸色偏黄，说明他的脾胃虚弱；总是没有精神，觉得很累，说明他体内的正气不足。

b.大便干燥

如果是成年人出现大便干燥的情况，原因会比较复杂，除了有热，也有可能是因为体内的阳气不足。**如果是小孩子大便干燥的话，一般情况下是因为体内有热。**

这些热会消耗孩子体内的液体（阴液）——孩子的粪便得不到充分的液体滋润，就容易变得干燥。

c.睡觉不踏实，脾气不好，易过敏

如果孩子体内有火的话，无论是虚火，还是实火，都会令他的脾气变大，睡觉不踏实。

这些火甚至会导致孩子身体内的某一系统功能失调，出现过敏反应。当然，不仅仅体内有火的孩子容易过敏，体内有热的孩子也是如此。

d. 经常流鼻血

多数情况下，**孩子流鼻血的原因是因为体内有热，孩子的阳气本来就旺，如果体内再有热的话，就容易流鼻血。**

如果再加上孩子是阴虚体质，那么他体内的火就更容易往上走，使他流鼻血。尤其到了夏天，天气炎热，他还会出很多汗。一出汗，孩子体内的液体就会变少，火会变得更大，使他的体内燥热，更加容易三天两头地流鼻血。

（2）总流鼻血的孩子，家长如何调理

a. 孩子总是流鼻血，用白茅根煮水给他喝

针对孩子总是流鼻血的问题，家长可以用白茅根煮水给孩子喝。用白茅根治疗孩子流鼻血的方法是民国时期名中医张锡纯根据经验总结出来的。

白茅根是一味中药，药店里就可以买到。5 岁以上的孩子用 15 克白茅根，5 岁以下的孩子，可以酌情用 6 克或者 9 克，不能过量。

刚开始把白茅根放进水里煮的时候，它是漂在水面上的，水开锅以后，等白茅根沉底了，就要马上关火，不宜多煮。

等白茅根水变温以后，就可以给孩子喝了。白茅根水可以帮助孩子把体内的热往下导，再通过小便把热给排出去。孩子喝了白茅根水以后，小便的频率会稍微变高一点儿。白茅根用量过多，孩子的小便频率也会随之变高，家长一定要掌握好白茅根的用量。

家长要注意，白茅根水不适合一直给孩子喝。孩子流鼻血这种情况，给他喝上一两天就够了。

b. 给孩子喝三味滋阴汤

家长要想给孩子补脾阴，可以用有滋阴效果的生地、沙参、麦冬，煮三味滋阴汤给孩子喝。

三味滋阴汤

配方：生地 6 克、沙参 6 克、麦冬 6 克（这是 6 岁孩子的用量，年龄小的孩子酌情递减）。

....

做法：放入 2 杯水，开锅后小火煮 30 分钟。

....

用法：每天喝 2 次，早晚饭后饮用。

....

叮嘱：这三味药熬成的水，除了直接给孩子喝以外，还可以用来煮补脾消积米给他吃。补脾消积米里面含有山药、薏苡仁、芡实、莲子肉等具有补脾作用的食材，把滋阴和补脾的食材一起给孩子吃，就可以达到滋阴补脾的效果。

孩子的脾胃强壮了，脾阴补足了，阴虚体质就能慢慢转化回正常体质了。

7 脾阴虚（脾阴不足）的孩子，家长如何调理

（1）脾阴虚的孩子，会有地图舌、花剥苔

家长描述 ▼

女儿2岁半，脑囟门还有一指多没有闭合；好动，不听话，爱顶嘴；白天爱出汗，晚上10点才睡觉，早上6点多就起床了，一晚上夜尿两次。

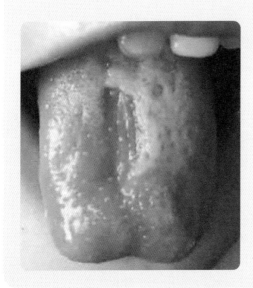

罗博士解析 ▼

舌苔不均匀	典型的地图舌、花剥苔，多见于脾阴不足的孩子
舌苔厚	有积食
舌苔脱落	胃气不足

看这个孩子的照片，这是常见的脾阴不足的舌象。我们常会发现，**脾阴不足的孩子的舌象有这些症状：舌苔分布很不均匀，有的地方舌苔脱落，有的地方舌苔偏厚。**这是现在很多孩子都会有的舌象——地图舌、花剥苔。一般有这种舌象的孩子，都会有点儿积食的毛病，肠胃功能也比较弱。

脾阴不足的孩子还特别好动，停不下来，因为他们体内有热。而且他们晚上睡觉不安分，不想睡觉，就算睡着了也睡不安稳，可能会滚来滚去的，还有可能会出汗。

（2）脾阴虚的孩子舌质光红，舌中部舌苔厚

家长描述 ▼

孩子面色偏黄，体形瘦长，爱吃重口味的菜；经常大便干燥，大便呈颗粒状；睡不踏实。

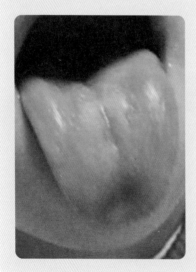

罗博士解析 ▼

舌质光红	阴虚内热，津液不足
仅舌中部有舌苔	曾经积食
嘴唇红	阴虚
大便干燥、呈颗粒状	津液不足
体形瘦长	阴虚
面色偏黄	脾虚
喜食重口味	脾有问题
睡眠不踏实	脾胃不和

我们看这张图片上孩子的舌象，舌头中间部分有一块舌苔，但除了舌头中间，其余的部位都是光秃秃的，舌头还有点儿发红，呈现出一种光红的状态，说明这个孩子曾经有过积食，导致现在他的身体阴虚内热，体内津液不足。**很多孩子的舌头发红，舌苔很薄，甚至没有舌苔，这些都是体内有火、体质阴虚的表现。**

除了舌质发红以外，**如果孩子的嘴唇颜色也是红的，或者有眼袋，且眼袋发红、发紫，这些也能证明孩子体内有火且阴虚。**如果孩子的舌头、嘴唇以及眼袋都有上述情况出现，那就说明孩子现在脾阴不足了——阴虚的症状一般都集中体现在脾上。

这个孩子还有大便呈颗粒状的情况——这往往是由体内津液不足导致的。津液，就是能够被我们身体所利用的液体。它是通过胃、脾、肺等脏腑的作用而化生的营养物质，是组成我们经脉内血液的成分之一，也是存在于我们经脉之外，遍布五脏六腑间隙的体液。

孩子阴虚火旺，就会导致体内津液不足。比如照片中的这个孩子，看起来面色偏黄，这也能说明他有一点儿脾虚。中国人的健康面色应该是皮肤里透出一点儿淡淡的黄色。如果面色有点儿偏黄，就说明他的脾有不足了。

这位家长还说孩子爱吃重口味的菜。中医常说："脾开窍于口。"人的口味偏好是由脾来负责主导的。如果一个孩子出现较大的口味变化，比如说突然爱吃重口味的菜了，往往可能就是脾发生了一些变化，有可能是脾虚了。

如果孩子睡眠不踏实，这也是由脾胃不和导致的。

（3）脾阴虚的孩子舌质暗红，舌苔很薄，舌头上红色颗粒明显

家长描述 ▼

孩子4岁半，下眼袋大而且微微发暗；面色萎黄，手心也黄，头发黄软；体形偏瘦，手脚心热，大便干燥。

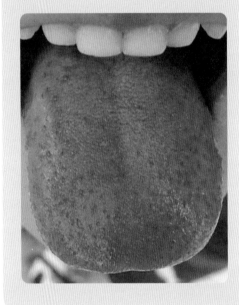

罗博士解析 ▼

舌质暗红，舌苔薄	体内有热，阴虚
舌苔薄	阴虚
舌头上有红色颗粒	内热很重
体形偏瘦	体内有热，营养不足
面色萎黄	脾胃不好
下眼袋大、暗红	脾阴不足
手脚心热	阴虚
手脚心黄	脾虚
大便干燥	体内有热

这个孩子的舌象有两个特点：

第一，舌质暗红、舌苔很薄。

体内有热且阴虚的孩子，舌质（舌苔没有覆盖上的部分）会发红。

舌质红有两种原因，要么是阴虚导致舌质发红，要么是外感、发高烧

的时候体内有湿热，导致舌质发红。但是孩子受寒的时候，舌质的颜色会变白，看上去是红白色的，家长要学会辨别孩子的舌质红，到底是由受寒发热引起的，还是阴虚引起的。

如果家长发现孩子不止舌质红，舌苔也很薄，有点儿像没有舌苔的样子——中医叫这种情况为"舌红苔薄，脉细数"，一般情况下这也是阴虚的表现。

第二，舌头上红色颗粒明显。

每个人的舌头上都会有红色的颗粒，像小红点一样。健康的舌头上小红点不会很明显，因为会有舌苔覆盖在上面。当家长发现孩子舌头上的红色颗粒特别明显，有点儿像起刺的感觉时，就说明孩子的内热已经积累到很严重的阶段了。

（4）孩子缺锌和脾阴虚的症状很相似

家长描述 ▼

　　孩子现在 19 个月大，体重 10 公斤，有舌苔脱落的情况；面色黄，身材瘦；饭量很小，挑食，肚子摸起来不鼓、不硬，每天大便一次，气味略臭；晚上睡觉不踏实，满床翻滚，踢被子，精神还可以。

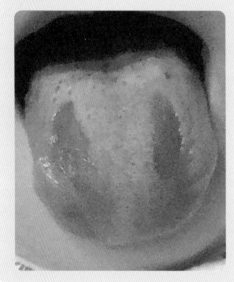

罗博士解析 ▼

舌苔脱落，地图舌，花剥苔	脾阴不足
面色黄	脾虚
挑食，饭量小	脾胃虚弱
睡觉翻滚，踢被子	可能体内有热

　　这个孩子的舌头是典型的地图舌、花剥苔，他的舌苔已经一块一块地脱落了，这是脾阴不足的舌象。

　　根据家长的描述，孩子面色黄，身材瘦，饭量很小，还挑食，这说明他的身体吸收不好，脾胃虚弱；每天晚上睡觉不踏实，满床翻滚，还会踢被子，说明孩子体内可能有热。根据这几种症状来看，孩子脾阴不足的可能性很大。

现在有很多孩子体内缺少微量元素，体内缺锌的孩子，身体会有哪些症状呢？

缺锌的孩子，抵抗力会下降，经常容易感冒，多动、好动，注意力不集中，食欲减退，饭量小，爱挑食。这跟阴虚的表现有点儿类似，跟照片上这个孩子的症状也是吻合的。

除了上述症状以外，缺锌比较严重的孩子还爱咬东西，会咬自己的玩具，还会吃各种东西，吃头发、吃土、吃灰，等等。有些孩子视力还会下降，皮肤也会有一定的损伤，比如总是出现皮炎、湿疹，特别容易出汗，晚上盗汗，等等。

这样的孩子，特别容易烦躁，经常会有口腔溃疡，手指上也会经常起肉刺，还容易出现地图舌、花剥苔的舌象。

这些症状跟照片上孩子的情况很相似，那么这个孩子到底是阴虚还是缺锌呢？这个孩子主要是缺锌，这是脾阴虚导致的一个结果。

孩子缺锌，家长可以买补锌口服液给他喝。但是有很多家长反映，给孩子补锌的时候，他就是健康的，可一旦不给他喝补锌口服液了，他马上又生病了，这是为什么呢？

孩子日常摄入的食物里面应该是含有锌的，可是为什么他的身体不能吸收呢？根本原因在于他的体质出现了问题。**如果孩子无法吸收身体所需的微量元素，意味着他的身体机能不正常，脾胃虚弱，所以才会缺锌。**

如果给孩子滋阴补脾，把体质调整好了，使他的脾胃能够正常地吸收微量元素了，孩子就能保持健康。

很多家长带着孩子去医院看，检测出孩子的身体有很多问题。其实，中医认为，这些问题都只是体质失调的结果而已。**如果家长只想解决这些"结果"，却不去改善孩子的体质，那么这些问题就会不停地出现，永远没有尽头。**

这个时候家长应该调整思路，先给孩子调理体质。孩子体质正常了，脾胃能从食物中吸收身体所需的各种微量元素了，就不需要用各种药物、口服液，没完没了地去补了。

像这样的孩子，首先需要滋阴补脾。三味养阴汤、补脾消积米等，家长都可以给孩子吃一吃；还可以给孩子按摩、捏积，用中医的思路来调理。

与此同时，家长再稍微给孩子补点儿锌，买点儿补锌口服液给他喝。这样一来，孩子的体质很快就会得到改善，这时候，就算不再给他喝补锌口服液，他也能通过日常饮食吸收食物中的微量元素，维持身体健康。

我经常看到中医和西医"打架"，互相说对方不科学。我觉得这些想法都是片面的，其实中医和西医的治疗思路是一个讲体质，一个讲检测结果。西医的检测结果正好能证明中医说的体质失调会造成的问题确实存在，这两者应该是相辅相成的。不管是中医还是西医，如果能配合起来，把患者的身体调理好，就是好事儿。

（5）脾阴虚的孩子身体通常有什么表现

a. 体形偏瘦

中医常说"瘦人多火"。一般孩子体形偏瘦，一定是因为体内有热或者营养不足。

b. 面色萎黄

中医会通过观察病人的面色来判断他的身体情况。面色萎黄，就意味着这个病人脾胃不好。

c. 有下眼袋，手脚心热，手心黄

一般来说，健康的孩子是不应该有下眼袋的。孩子有下眼袋，且眼袋发红、发暗，就意味着他一定是脾虚。

如果家长觉得光凭孩子的眼袋无法判断，也可以看看孩子的手心——脾虚会在皮肤表面泛出黄色来，如果手心颜色发黄，也说明孩子脾虚。

如果孩子还有点儿阴虚，那他的手脚心就会热。这个情况再加上下眼袋发红、发暗等症状，就能综合判断这个孩子脾阴不足。

d. 大便干燥

大便干燥，代表脏腑气血运行功能不正常，可能是体内有热导致的。人的体内需要津液的滋养，如果体内有热，这个热就会慢慢消耗体内的津液。一旦缺乏了津液滋养，孩子的大便就会干燥。

当然也有个别情况，比如说身体受寒也会导致便秘。但是对于大多数孩子而言，大便干燥，一般都是体内有热的缘故。

（6）孩子脾阴虚的原因通常是什么

脾阴不足就是指脾脏阴虚，缺乏津液滋养。

我认为，造成孩子脾阴不足的原因，大体分为四类：

第一，往往是因为家长喂养不当，让孩子吃了过多的肉类，尤其是牛羊肉。牛羊肉性温热，有的家长为了把肉做得好吃，爱往里面加花椒、大料等调味料，导致这些肉热上加热，孩子吃多了，体内的热排不出去，就会滞留在体内，化热伤阴。

第二，孩子爱吃零食。很多零食都含有添加剂，比如说膨化食品、薯片等。这使得部分零食也是热性的，吃多了就会伤阴。

第三，孩子生病时，服用的一些药物是热性的。比如部分激素类药物、某些热性的中药等，如果服用不当，就会造成体热，损耗体内津液。

第四，也有一些孩子脾阴不足，是从父母那儿遗传来的阴虚体质造成的。

现在很多孩子都有脾阴不足的症状，这些孩子平时好动，易烦躁，晚上睡觉容易出汗，一有什么风吹草动就会感冒，一感冒，扁桃体就会立刻发炎红肿，这些都是脾阴不足对身体造成的不好影响。

对家长来说，如果能学会辨别孩子是否脾阴不足，那么当孩子出现这种情况的时候，您就知道在生活中该怎么给孩子调理了。

（7）家长如何给脾阴虚的孩子调理

a.给孩子用滋阴补脾、化积食的方法

如果家长想给脾阴不足的孩子调理身体，就要先给他稍微化一下积食，再用一点儿滋阴的药——滋阴补脾和化积食，这两个步骤要同时进行。

给孩子调理脾阴不足的方法，在我出过的书《让孩子不发烧、不咳

嗽、不积食》《脾虚的孩子不长个、胃口差、爱感冒》里都有讲到，下面以一个最常用的方子为例。

滋补脾阴汤

配方：怀山药、芡实、莲子肉、薏苡仁各 9 克，麦冬、沙参、生地各 6 克（这是 6 岁孩子的用量，年龄小的孩子酌情递减），冰糖 1 块。

做法：放入锅里，加入 4 杯水，用大火煎煮，开锅后用小火煎半个小时，大约剩下 2 杯左右的药汁，把药汁滤出，放入 1 块冰糖，放凉。

用法：这道汤喝起来甜甜的，孩子很喜欢，可以像饮料一样随时服用。每天喝 1 次，最多连续服用 1~2 周。感冒后滋补脾阴的话，5 次就够了。

叮嘱：大人脾阴不足，口干舌燥、舌头红、眼睛干、手心热，喝这个饮料也挺好的。

　　这个方子里面的食材，麦冬、沙参、生地都是滋阴的药，它们能让身体内的虚热降下来，补足阴；怀山药，芡实、莲子肉、薏苡仁，都是补脾的食物，它们能补脾阴。把这些食材放在一起煮食，目的是让滋阴和补脾同时进行。

　　有时候，这个方子里面还可以放点儿木瓜、白芍，这都是帮助滋阴的食材。不过我觉得一般情况下用生地、沙参、麦冬，配上山药、莲子肉、薏苡仁、芡实这些就够了，不用太多。

这个食疗方是根据明代中医名家缪希雍的调治思路总结出来的。缪希雍发明了治疗脾阴的方法，对经常积食的小朋友效果特别好。

同时，家长也可以再给孩子喝两三天消积饮来消积。

消积饮

配方：焦三仙、炒鸡内金各 6 克（这是 6 岁孩子的用量，年龄小的孩子酌情递减，如 3 岁的孩子每味药各用 3 克）。

做法：倒入 2 杯水，开锅后小火煮 20 分钟。

用法：每天饭后半小时喝，一般 1 天喝 3 次，每次煮够孩子当天喝的量就行。

叮嘱：孩子积食的症状消失就不用再喝了。

这就是消积食和滋阴补脾同时进行的做法。

除了给孩子用食疗的方法调理之外，家长还要尽量让孩子少吃过多的牛羊肉这种偏热性的肉，多吃点儿青菜，喝点儿雪梨汁，冲点儿藕粉，让孩子多吃一些养阴的食物。在日常生活中注意忌口，用一些对症的食疗方，慢慢地，孩子的体质就能被调理好了。

b. 给孩子捏积

如果孩子积食比较严重，喝焦三仙熬的水不太有效果，家长也可以配合上述的食疗方，每天饭后给孩子捏积消食，效果会比只给孩子喝焦三仙好一些。

捏积法

手法： 顺着脊柱的方向（从小朋友的臀部到颈部），用手指捏着孩子后脊背的皮肤向前捏 3 下，然后提 1 下，让孩子的肚皮离开床面。这样做，消除积食、调理脾胃的效果非常好。

叮嘱： 小朋友刚开始被捏积的时候可能不适应，因为捏积会有点儿疼，但是等适应以后，就会特别喜欢被捏积，不捏都不舒服。

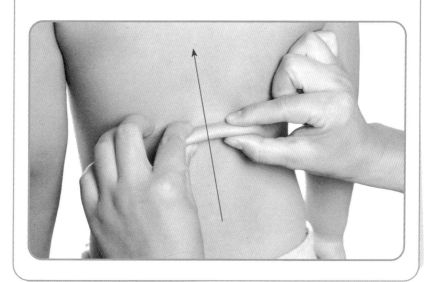

捏积，一方面可以帮助孩子疏通督脉阳气，督脉主一身之阳气，孩子督脉疏通，脑囟门才更容易闭合。另一方面，人体的内脏神经由脊柱伸展出来，连接到五脏六腑，捏积等于在刺激这些神经，能起到调节内脏活动的作用。

一般情况下，家长给孩子捏积之后，孩子的脾胃健康会得到明显的改善。有很多家长反映，给孩子捏积以后，孩子开始长个儿了——**只有脾胃强健了，孩子才能有效吸收食物营养来促进发育。**

老祖宗太聪明了，给我们留下了捏积这个特别有用的育儿良法，我希望家长一定要学会并善用，在日常生活中帮助孩子有效地调理身体。

c. 给孩子推脾经补脾

在推拿手法中，泻法，力度要重一些，速度要快一些；补法，力度要轻一些，速度适中。孩子的脾常常不足，所以最好多用补法，少用泻法，而且补法可以在孩子身体没有疾病症状时给他做。

推脾经

手法： 循拇指桡侧（医学方位词，以手掌为例，靠拇指一侧称为桡侧，靠小指一侧称为尺侧）边缘，沿指尖向指根处推为补。

次数： 一般做 3~5 分钟，具体还要看孩子的年龄。几个月大的孩子，做 2~3 分钟就可以了，2~3 岁的孩子做 5 分钟，3 岁以上的孩子可以做 10 分钟。不建议家长天天都做，1 周给孩子做上 2~3 次就可以了。

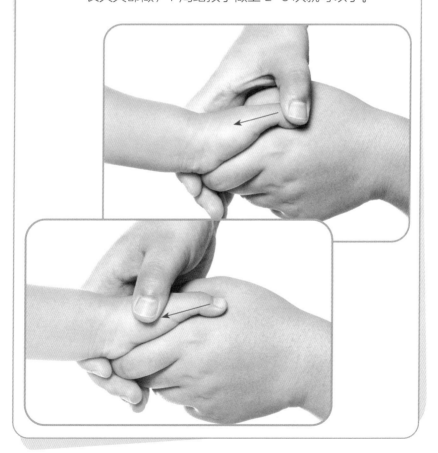

8 脾阳虚（脾阳不足）的孩子，家长如何调理

除了常见的脾阴虚，脾虚还有脾阳虚一说。

（1）脾阳虚的孩子舌头整体颜色淡，舌苔厚腻，铺满了整个舌头

家长描述 ▼

　　女儿3岁半，体重才26斤，食欲一般，一直都很瘦；晚上睡觉的时候眼睛不会完全闭上，头部及脖子出汗多，还会流口水；大便有时干，有时前半部分干、后半部分偏稀，气味比较臭。

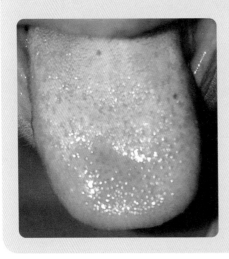

罗博士解析 ▼

舌头颜色淡白	脾阳虚
舌苔铺满稍厚腻	有些积食
流口水	脾虚
露睛睡	脾虚
大便前干后软	脾虚

这个孩子的舌象有两个特点：

第一，舌头整体颜色偏淡。

淡白色的舌头代表孩子脾虚，稍微有一点儿脾阳虚。此时因为阳气不能温暖身体，所以舌质的颜色会不够充盈。中医认为，一般情况下，人的舌质越红，说明体内的热越大，无论是实热还是虚热；而舌质变白，则一般只有阳虚和血虚两种情况。

第二，舌苔厚腻。

这个孩子的舌苔铺满了整个舌头，这种现象说明他的体内有积食。

（2）脾阳虚和气虚可能同时出现

家长描述 ▼

　　孩子早上不爱吃东西，出汗厉害，白天稍微动一下就会流很多汗，晚上睡觉也是，睡觉的时候口气有点儿重，扁桃体有点儿肿大，总是清嗓子。

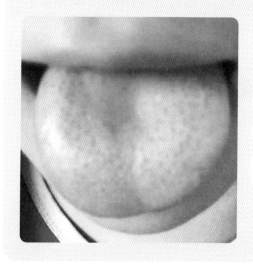

罗博士解析 ▼

舌质淡白	气血不旺盛
舌头中部舌苔厚	有积食
舌形胖大	气虚，体内湿气重

这个孩子的舌象有三个特点：

第一，舌头的颜色比较淡。

舌头的颜色不红，呈淡白色，说明孩子的气血不是特别旺盛——气血旺盛的舌头应该是粉红色或淡红色，这个孩子气血不旺盛，说明他的体质偏阳虚和气虚。

第二，舌头中间的舌苔厚。

舌头中间的舌苔厚，说明孩子的体内有积食。

第三，整体舌形偏胖、偏大。

舌形胖大的孩子，他的脾胃之气一定不足，身体会有脾虚、气虚的症状出现，体内的湿气也会比较重。

根据家长的描述，孩子白天稍微一动就会出汗，晚上睡觉也是。出汗厉害，往往说明孩子气虚的情况比较严重。虽然有很多孩子晚上睡觉出汗多，是因为他们的体质阴虚，但是这个孩子应该是气虚。因为**一般情况下，阴虚的舌形应该是瘦的，出汗主要是在夜里睡觉的时候，这叫盗汗；而气虚的舌形往往是胖大的。气虚出汗，往往是白天稍微一运动就出汗，这叫自汗。**虽然气虚的人偶尔也会盗汗，但是主要还是以自汗为主。

（3）脾阳虚的孩子身体通常有什么表现

a. 身材偏瘦或者虚胖

一般来说，不同人的体形不同，孩子瘦一点儿不是什么大问题，但是，病态的瘦弱就不正常了。**中医认为，脾主肌肉，一个人的脾胃不好，营养吸收不够，他的肌肉就会不足，人就会瘦弱不堪。**

另外，因为脾胃虚弱，无力运化，痰湿就会蓄积在体内，使身体虚胖。因此，**脾阳虚的孩子会向瘦弱、虚胖这两个方面发展**，一般瘦弱者稍微多一些。

b. 面色萎黄

亚洲人一般都是黄皮肤，但是有些人的面色却是土黄色的，给人一种枯萎的感觉，这叫萎黄，是脾胃虚弱的表现。因为脾属土，土的颜色是黄色，如果土色泛于面部，说明这个人有可能脾胃不足。而且因为脾阳不足，所以皮肤的色彩并不会光亮鲜明，而是会晦暗，缺乏红润之色。

c. 受寒后，容易出现腹痛腹泻、胃肠型感冒

脾阳不足的孩子，脾胃特别容易被寒邪给伤害到，稍微吃点儿凉的东西，就会腹痛胃痛，甚至腹泻，有时也会呕吐。尤其是在天气变冷，或者出去玩儿，接触到冷水等冷的物质的时候，孩子的身体更容易受到影响。而且，此时寒邪更容易与湿邪等邪气结合在一起，雪上加霜，让脾阳不足的孩子更容易因为寒湿而引起上吐下泻、发烧的胃肠型感冒。

d. 更容易患风寒感冒、鼻炎、哮喘、咳嗽

我们身体的正气，主要是靠脾胃吸收的食物精微物质转化而来，因此，脾气足，肺气才能充足，保护身体的营卫之气才能足。而**脾阳虚的孩子，阳气不够旺盛，防卫身体的正气不足，因此，特别容易被寒邪伤到，稍微有点儿风吹草动，别的孩子还没事儿，脾阳虚的孩子就打喷嚏感冒了。**

而且，在感受到寒邪以后，因为脾阳不足，身体的阳气无力将其驱

逐，寒邪残留不去，最终形成各种呼吸系统的问题，比如鼻炎、哮喘、咳嗽等。

e. 睡觉时全身出汗、流口水、眼睛不能完全闭上

中医儿科的奠基人，宋朝的钱乙（他是太医院的御医，专门给皇子看病的）曾专门论述过小儿出汗这个问题。他认为，孩子睡觉出汗，可以分为头部出汗、上半身出汗和全身出汗，出汗的位置不同代表出现的问题也是不一样的。

头部出汗的孩子，是因为体内热盛，中医管这叫"蒸笼头"；上半身出汗的孩子，是因为有积食，积食堵在脾胃这儿了；全身出汗的孩子有可能是阴虚，晚上会盗汗。

如果孩子睡觉的时候流口水，有可能是他梦到食物了，流口水是正常现象。但是一个孩子会天天晚上梦见食物吗？肯定不会。天天睡觉的时候都会流口水，这就不是正常现象了。**孩子每天睡觉都流口水，说明他脾虚。**因为脾主气，脾气可以推动体内水液的运转，固摄水液。如果孩子脾气虚，就容易在睡觉的时候流口水，因为脾控制不住水液了。

另外，孩子晚上睡觉时眼睛要是没有完全闭上，中医把这种症状称作"睡卧露睛"，这也是说明他脾虚。眼睑是眼的五轮之一，我们称之为"肉轮"，这个部位归脾管辖。如果一个人脾虚，眼睑没有力气，那么他在睡觉的时候，眼睑就会无力闭合。

f. 大便有时干燥，有时偏稀，气味比较臭

当年我在读书的时候，曾跟着一位老中医学习。这位老中医给人看病

时，专门跟我讲过：患者的大便前面成形，后面不成形，这说明他脾虚。

脾虚的孩子，身体无力运化糟粕，这些糟粕的前半部分就会储存在身体里面变干，而因为脾虚无力运化，则后半部分还没来得及吸收就变成稀的，不成形。这就是脾虚的表现。

如果孩子的大便气味比较臭，还说明他的体内有点儿积滞。

（4）家长如何帮助孩子调理脾阳虚

a. 调理脾阳虚要补脾、补气

孩子的舌形胖大，都是因为体内水湿太多了，脾胃运化不出去了，舌头才会变胖变大。一般情况下，这种舌形（不只是孩子，包括成人在内），都是由脾虚、气虚导致的。

如果孩子舌头的颜色浅，就说明体内的气血不足，而且湿气也比较重，家长给他调理身体的思路就要偏重于补脾、补气，不要给孩子滋阴。因为气血不足的孩子可能还有点儿阳虚，不宜服用滋阴的药或者食材。补脾、补气的药物或食材，都会带一点儿温阳的作用。家长只要给孩子补脾、补气，让他的阳气充足一点儿，脾胃变得强壮一些，身体里的水湿之气就能被慢慢地运化掉了。孩子体内的水分含量恢复正常以后，舌头的形状就能恢复正常了。

再有，像这种脾虚、气虚的孩子，无论家长用什么方法给他调理，都要给他配点儿消积食的药。因为脾虚、气虚的孩子体内都会有点儿积食。

家长可以用我曾经介绍过的补脾消积米，配合消积食的焦三仙和炒鸡内金，给他服用，帮他把体内的积食清掉。然后再通过正常的饮食，慢慢调理，让他的脾胃逐渐地恢复正常，这样，孩子的身体就能恢复健康了。

消积饮

配方：焦三仙、炒鸡内金各 6 克（这是 6 岁孩子的用量，年龄小的孩子酌情递减，如 3 岁的孩子每味药各用 3 克）。

做法：倒入 2 杯水，开锅后小火煮 20 分钟。

用法：每天饭后半小时喝，一般 1 天喝 3 次，每次煮够孩子当天喝的量就行。

叮嘱：孩子积食的症状消失就不用再喝了。

b. 给孩子推脾经强健脾胃

在推拿手法中，泻法，力度要重一些，速度要快一些；补法，力度要轻一些，速度适中。孩子的脾常常不足，所以最好多用补法，少用泻法，而且补法可以在孩子身体没有疾病症状时给他做。此外，家长还可以通过前文提到的捏积法为孩子进行调理。

推脾经

手法： 循拇指桡侧（医学方位词，以手掌为例，靠拇指一
　　　　侧称为桡侧，靠小指一侧称为尺侧）边缘，沿指尖
　　　　向指根处推为补。

次数： 一般做 3~5 分钟，具体还要看孩子的年龄。几个月
　　　　大的孩子，做 2~3 分钟就可以了，2~3 岁的孩子做
　　　　5 分钟，3 岁以上的孩子可以做 10 分钟。不建议家
　　　　长天天都做，1 周给孩子做上 2~3 次就可以了。

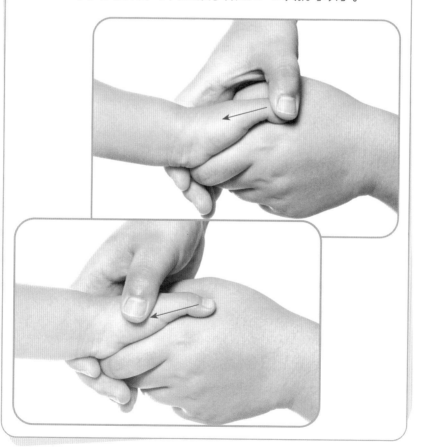

9 孩子脾阳虚（脾阳不足）有可能导致肾气不足

（1）肾气不足的孩子舌质淡白，牙齿生长慢

家长描述 ▼

孩子今年8岁，面色萎黄，头发容易打结，身材偏瘦。换牙很慢，一颗牙掉了快一年了还没长出来。

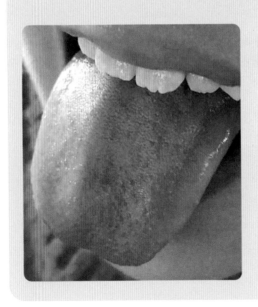

罗博士解析 ▼

偏瘦	脾胃不好
面色萎黄	脾气不足
头发易打结	脾气不足
换牙慢	肾气不足
舌质淡白	脾阳不足

这个孩子的舌边颜色有点儿淡白，不是正常血色充盈的状态，说明孩子的阳气有点儿不足。再结合家长描述的症状来看，面色萎黄、头发容易打结、身材偏瘦，这些都是脾虚的表现，说明他的脾阳不足。

中医认为"齿为骨之余"，而肾主骨、生髓，孩子如果肾气不足，他的牙齿生长得就会很慢。

（2）脾阳虚会使孩子正气不足，舌头颜色偏白，舌头中间 有裂纹

家长描述 ▼

孩子今年12岁，口气很重。每晚睡前都要尿两三次，晚上还要起夜两三次，尿味很重。

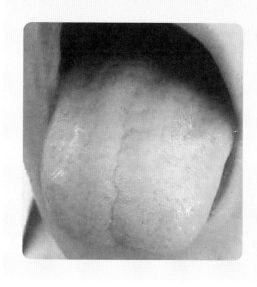

罗博士解析 ▼

舌头颜色偏淡	**脾阳不足**
舌头中间有裂纹	**正气不足**
口气重	**脾胃虚弱**

这个孩子的舌象有两个特点：

第一，舌头颜色偏白。

孩子的舌头颜色会偏白有两种情况，一种是血虚，另一种是阳虚。

根据孩子的舌象来判断，他的舌头颜色偏白应该是阳虚导致的，不是血虚。因为如果孩子血虚到了这个程度，舌头的颜色那么白，他的身体早受不了了。孩子的舌头颜色浅，说明他的脾阳不足。脾阳虚，就会使孩子的夜尿变多，经常起夜。

第二，舌头中间有一道裂纹。

其实，每个人的舌头中间都是有裂纹的。在正常情况下，我们的舌苔是能够把这条纹遮盖住的。**如果一个人的舌苔盖不住这条纹了，就说明他的正气（中气）不足了——脾胃之气不足，正气（中气）就会不足。**

根据家长的描述，这个孩子的口气很重，说明他的脾胃里面有阻滞，使胃气不能往下走，反而上逆，这是脾胃虚弱的表现。

孩子晚上睡觉前尿多，还要起夜两三次，尿味很重，都说明孩子的肾气不足。

（3）家长如何帮脾阳虚的孩子调理

a. 日常生活中不能让孩子受寒

不要让孩子吃寒凉的食物，以免伤到他体内的阳气。比如冬天吃冰西瓜、喝冰饮料这些行为都是不可以的。尤其是冬天，一定要给他吃点儿温热的、暖的食物才好。

要让孩子多多锻炼。经常运动能使他体内的气血活跃，促进身体生发脾阳。

最重要的一点是要给孩子保暖，不能让他被寒风伤到。冬天天气冷，小朋友本来就脾阳不足，稍微一着凉就容易闹肚子、胃疼。

b. 可以请中医或自己用四味药食同源的食材给孩子调理

当孩子脾阳不足的时候，可以请附近的中医儿科医生，开个方子调理。如果自己食疗，可以用四味药食同源的食材，即我经常推荐的怀山药、莲子肉、薏苡仁、芡实。

补脾饮

配方：怀山药 6 克、莲子肉 6 克、炒薏苡仁 9 克、芡实 3 克（这是 3 岁以上孩子 1 天的用量）。

做法：放入 2 杯水，开锅后小火煮 30 分钟。

用法：每天喝 2 次，早晚饭后饮用。

叮嘱：剩下的药渣，可以在蒸饭的时候放在锅里，给家里其他人吃，不要浪费了。

我一直推荐的补脾消积米或者八珍糕，都可以给脾阳不足的孩子吃。只是八珍糕中的人参可以换成党参或者太子参，最好让中医帮助分析一下，根据孩子的身体状态，做出恰当的加减。

c.给孩子按摩，增强脾胃功能

除了用食疗方法之外，家长还可以给孩子按摩，比如捏积或者推脾经。

按摩可以帮助孩子疏通身体经络，增强脾胃功能，如果配合食疗方一起使用，能使他的身体恢复的速度变快一些。

我见过很多因为脾阳不足而生病的孩子，家长如果发现孩子脾阳虚却放任不管的话，他们的身体就容易出现各种疾病，比如感冒、鼻炎，甚至是哮喘。

如果孩子总感冒，家长一定要给他补脾，把脾气补足以后，正气就足。中医常说脾属土，肺属金，土生金，孩子的脾气足，肺气也会足，身体抵抗外邪的能力就会更强。

同时，孩子体内正气充足，还能慢慢地补充他所缺乏的肾气，肾气补足以后，他的牙齿就能自然地长出来了。

推脾经

手法：循拇指桡侧（医学方位词，以手掌为例，靠拇指一侧称为桡侧，靠小指一侧称为尺侧）边缘，沿指尖向指根处推为补。

次数：一般做 3~5 分钟，具体还要看孩子的年龄。几个月大的孩子，做 2~3 分钟就可以了，2~3 岁的孩子做 5 分钟，3 岁以上的孩子可以做 10 分钟。不建议家长天天都做，1 周给孩子做上 2~3 次就可以了。

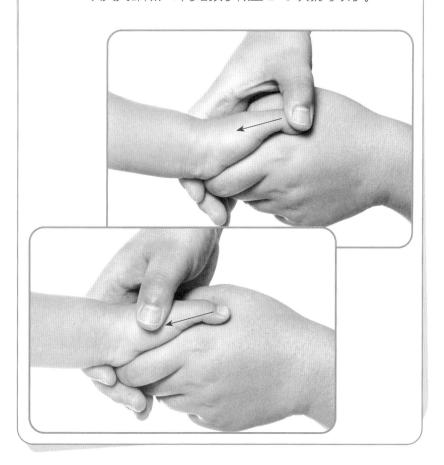

d. 孩子脾阳虚、肾气不足，不要轻易给他补肾

给脾阳虚、肾气不足的孩子调理身体，我们要尽量慎重，不要轻易去给他补肾。因为给孩子补肾，会加强他体内阳气的生发，容易使他过早地开始发育。想要给脾阳虚、肾气不足的孩子调理身体，家长还是应该先给他补脾，脾气足了，肾气就能得到补充了。

肾里面的精气，中医把它称作肾精，它是生命中最根本的物质。人体内的肾精，一部分是父母遗传给我们的先天之精；另一部分，则是通过吸收食物中的精微物质和空气中的清新之气所形成的精气。

食物中的精微物质非常的重要，如果家长能把孩子的饮食调整好，让孩子通过饮食补足脾胃之气，同样也能达到生发肾精的作用。

我特别提倡通过补脾的方式去帮助孩子调理身体，辅助孩子体内的正气生发，进而使肾气充足，肾精充足。

您一定要注意，如果孩子真的生病了需要补肾，那就要带孩子去看医生，由中医来给他开药方补肾。我见过有的家长给孩子乱吃枸杞子补肾，一定不要这样做。

第**5**章

不要小看孩子体内湿气重的危害

◎ 体内有痰湿的孩子，很容易患呼吸系统疾病

孩子的呼吸系统本来就比成人的脆弱，一旦不及时帮助孩子化除痰湿，就极易患呼吸系统的疾病。

◎ 孩子的体内为什么有湿气

小朋友长期积食后，脾胃非常容易受伤，脾气一旦虚弱，就无法支撑脾胃将多余的水分排出体外，湿气就会滞留在体内。

◎ 要想孩子体质平和，合理饮食是关键

无论是什么体质的孩子，家长都要注意让他们清淡饮食，若经常食用寒凉的食物，会不断加重脾胃的负担，增加体内的寒湿之气。

积食的孩子体内往往有湿气

（1）孩子长期积食，才会导致体内有湿气

孩子积食跟体内有湿气这两种症状，经常是一起出现的。

小朋友一般都是因为长期积食，才会导致体内有湿气。孩子积食以后，脾胃状态糟糕，无法排除湿气。由于长时间湿气困脾（脾虚湿困、湿困脾阳），脾胃非常容易受伤，这样就无法有效地消化吃下去的食物，导致积食更加严重。积食与湿气在相互影响之下，又会使脾胃一天比一天虚弱，湿气一天比一天严重。

要知道，只有人体脾气充足，正气才会充足。脾气虚弱，正气也会变得虚弱。**孩子的脾气虚弱，无法支持脾胃将多余的水分排出体外，湿气就会滞留在体内，越来越重。**长此以往，体内水湿之邪和积食之症交杂在一起，就会形成痰湿，影响孩子的身体健康。

（2）湿气重的孩子，舌苔遍布舌体，很厚，舌头上遍布小红点

家长描述 ▼

　　孩子的口气比较重，肤色不好；睡觉不是很踏实，感觉湿热很重的样子。

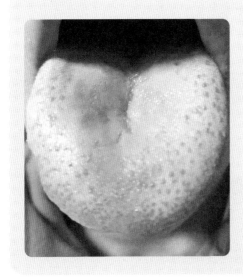

罗博士解析 ▼

舌苔遍布整个舌体	湿气重
舌头中部舌苔厚	伴有积食
舌头上有小红点	体内有热，被湿气盖在下面

　　这个孩子的舌象有两个特点：

　　第一，舌苔遍布舌体，而且很厚，说明孩子体内有湿气。

　　健康的舌头，舌苔应该是均匀铺在舌体中间的，舌边能够露出舌质。但图片上这个孩子的舌苔遍布舌头，甚至覆盖到了整个舌边，中间的舌苔也很厚。这样的舌象，意味着这个孩子体内的湿气非常重，并且伴有积食的症状。

　　第二，舌头上遍布小红点，说明孩子体内有热。

健康的舌头上，小红点不会非常明显，它们会被舌苔遮盖住。但如果家长发现孩子舌头上面有很多明显的小红点，就说明孩子体内有热，因为积食导致积滞化热。通常，这个热会藏在湿气下面，家长只有先给孩子去湿气，才能有效地清热。

（3）湿气重的孩子舌苔厚，而且铺满了整个舌头

家长描述 ▼

我家女儿 2 岁半，偏瘦，体重21斤，已经连续腹胀1周了，前几天腹胀得厉害，连喝水也不消化。小便量少、颜色发黄，大便稀薄酸臭。近两日小便恢复正常了，但是大便干燥。因为腹胀，孩子没有食欲，心情也很烦躁。

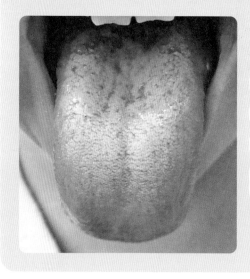

罗博士解析 ▼

舌苔厚	有积食
舌苔铺满整个舌体	体内有水湿
偏瘦	营养吸收不好
小便少而黄，大便稀薄	脾胃无法运化水湿

这个孩子的舌象有两个特点：

第一，舌苔看起来很厚，而且铺满了整个舌头。这说明孩子体内有积

食，而且有水湿。

如果孩子的体内只有积食，那么他的舌头应该只有中间位置的舌苔会变厚。但如果孩子不仅有积食，还有水湿，他的舌苔就会铺满整个舌头。

第二，舌头颜色还有点儿发紫，说明他体内还有一点点热。

（4）湿气重的孩子身体通常有什么表现

a. 身体偏瘦

脾胃是负责吸收食物中的营养物质，给身体提供足够营养的器官。如果脾胃出现问题，就不能很好地吸收营养，满足不了孩子的生长需求，他的身体就会偏瘦。

如果看到孩子的身体偏瘦，家长就要意识到，孩子的脾胃可能出现问题了。

b. 腹胀

中医说，导致身体出现腹胀的原因有很多，体内有气阻滞时会腹胀，体内水湿重的时候也会腹胀。但无论是气滞，还是水湿重，**造成腹胀的根源都是因为脾胃虚弱。**

c. 小便量少、颜色发黄，大便稀薄有酸臭味

如果孩子的小便量少、颜色发黄，大便稀薄有酸臭味，问题的根源就出在脾胃上。脾胃虚弱，无法运化水湿，湿气就会留在体内，妨碍气机的正常运转，令肠道无法固摄住水液，而这些水液会使大便不能成形、稀薄。

如果体内的水液都通过大便被身体排出去了，孩子的小便量就会变少。

小便和大便里水液的含量，一般是由人体内的正气来分配的。正气足的人，大便和小便就都是正常的。正气不足，有的人会容易出现腹泻、小便量少的症状；有的人则会变得尿多、大便干燥——不同的人，因为体质差异，出现的症状也会有所不同。

（5）家长如何帮孩子排除体内湿气、补脾胃

a. 体内有湿气的孩子，饮食上要多注意什么

很多人也许会有一个认知误区，认为给孩子吃生冷的食物就是在帮助他去热。其实不是这样的，孩子越吃生冷的食物，湿气就会越重。有些情况下，湿气郁久会蕴积生热，如果湿热互结，体内的热就会越多。因此，**家长要注意别让孩子吃生冷的东西，比如雪糕、冷饮等，最好都别吃。可以经常给孩子喝点儿温热的水，也可以给他喝一些温养身体的汤，避免生冷食物伤到孩子的身体。**

对于脾胃失调，长期有积食的孩子，家长千万不要总是做大鱼大肉让他拼命地吃，这样他的积食就真的没法儿调理好了——脾胃来不及运化食物。平时也别给他吃特别热的东西，比如说牛羊肉，或是辛辣的食物，尽量都别吃，可以给孩子吃点儿清凉的食品。家长记住，给这样的孩子多吃一些蔬菜水果，保持清淡饮食，这样才能给脾胃充足的休息时间，让它慢慢地恢复。

因为孩子的脾胃较弱，湿气才会一直运化不出去，积食才会产生。家长在给孩子化掉积食、去掉水湿以后，要给他调补一下脾胃，避免积食和

水湿反复出现。

那么孩子的脾胃应该怎么补呢？家长最好通过日常饮食来给孩子调补。除了我经常建议的给孩子吃山药、薏苡仁、芡实这些补脾食物之外，**还应该保证孩子饮食的多样化，让他们多吃五谷杂粮。**

为什么现在的孩子身体都这么弱呢？我觉得原因就是孩子一直在城里生活，很少运动，而且吃的都是大米、白面这些精制食品。这些经过处理后的食品所含的营养已经很单一了。如果让孩子常吃五谷杂粮（这个五谷不是《黄帝内经》里讲的五谷，而是各种各样的杂粮食品），对孩子的脾胃是有好处的。

肉类能给身体提供蛋白质、脂肪、碳水化合物等多种营养元素，蔬菜可以补充身体所需的维生素、植物纤维等营养——不同的食物，作用也是不一样的。经常吃五谷杂粮，可以养脾胃，我推荐家长给孩子多吃五谷杂粮。

b. 体内有湿气的孩子，可以多吃点儿萝卜

萝卜具有帮助身体通气行气、排湿的作用。可以把萝卜切成丝，煮萝卜汤给孩子喝，萝卜汤可以帮助他慢慢地排湿气。湿气被排出体外后，热就能发出来，就很容易被清掉了。

还有些孩子体内湿气重，可能是吃了寒凉的药物导致的。寒凉的药物和生冷的食物一样，都是越吃湿气越重。有的家长发现孩子积食了，体内有湿气，还有热，就想："我给孩子吃点儿牛黄解毒丸清热解毒吧。"这个想法其实是错误的。孩子体内的湿气还没有排出，清热的效果怎么会好呢，而且吃牛黄解毒丸对调理积食并没有什么效果，这是药不对症。

除此之外，家长平时还要注意别让孩子着凉。孩子一旦因着凉患上外感，就容易在体内产生热。

体内有湿气的孩子，要多晒太阳，经常在太阳底下玩儿，或者去锻炼身体，跑跑步，打打球等。通过不断地出汗，把体内的气结运化开，排出湿气，减轻身体的压力。

c. 给孩子外用藿香正气水祛水湿

对于孩子体内有积食，脾胃虚弱，水湿重的情况，我还建议家长外用藿香正气水。这个药的主要成分，都具有芳香祛湿的作用。

您可以用棉球蘸一点儿藿香正气水，然后放到孩子的肚脐上面，这样比较容易把他体内的水湿化开。棉球放上去，过一会儿就能听到孩子的肚子咕噜咕噜地响。

还可以把藿香正气水兑到热水里，给孩子泡脚，也能让孩子有效地吸收药性，化掉体内的水湿。

不过家长要注意的是，藿香正气水是热性药物，有振奋脾胃的作用，当孩子体内的水湿化开之后，它的热就会显现出来。因此，给孩子去水湿，用一两天藿香正气水就可以了，不能长期使用。

d. 用焦三仙配炒莱菔子消积食

积食是导致孩子脾胃虚弱的原因之一。想给孩子调理脾胃，就要先给他消积食。

我们使用最多的消积食的药，就是焦三仙。用焦三仙、炒莱菔子各6克（3岁以上孩子的用量），熬水（3杯水熬成2杯即可）给孩子喝，每日饭后服用 3 次，两三天就能把他体内的积食化掉了。莱菔子有行气顺气的功能。

有时候，中医给病人开消积食的方子，还会用焦四仙——就是焦三仙配上焦槟榔。不过孩子年纪小，体内的积食不会太厉害，用炒莱菔子配上焦三仙就可以了。

e. 给孩子吃大山楂丸和保和丸消积食

如果孩子自身的脾胃功能失调，一直没有恢复，家长可以稍微给孩子吃一点儿大山楂丸或是保和丸，帮助他调理脾胃。大山楂丸和保和丸都具有消除积食、帮助行气的功能。只是要注意这些药物不能多吃，一般吃 3 天就可以了。

f. 用按摩法给孩子消积食、补脾胃

家长可以使用推脾经的方法给孩子消积食、补脾胃。

除此之外，家长还可以给孩子使用捏积法，帮助他把脾胃功能调整回来，他的脾胃就能正常地消化吸收食物的营养了，身体自然就会慢慢地恢复了。

推脾经

手法：循拇指桡侧（医学方位词，以手掌为例，靠拇指一侧称为桡侧，靠小指一侧称为尺侧）边缘，沿指尖向指根处推为补。

....

次数：一般做 3~5 分钟，具体还要看孩子的年龄。几个月大的孩子，做 2~3 分钟就可以了，2~3 岁的孩子做 5 分钟，3 岁以上的孩子可以做 10 分钟。不建议家长天天都做，1 周给孩子做上 2~3 次就可以了。

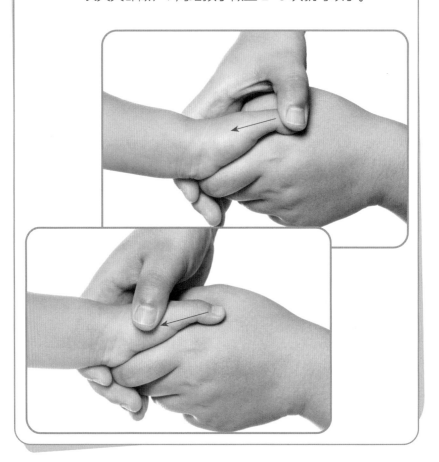

2 痰湿重的孩子，要及时化痰

（1）"百病皆生于痰"——孩子长期水湿过重，就有可能变成痰湿体质

中医把"痰"分成两种，一种是咳出来的痰，这是有形之痰，我们平时说的痰就是有形之痰；还有一种痰，是人体内黏稠的液体，是无形之痰。

无形之痰就是人体内过重的湿气，或者身体无法全部代谢出去的营养物质，这些湿气或营养物质长期滞留在体内，会逐渐变得黏稠，阻碍气血的正常运行。通常，中医说一个人痰湿重，指的是他体内的湿气重，并不是说他咳嗽有痰。

如果孩子的体内只是有湿气，但不严重，那他的舌苔应该会松散地铺在整个舌头上；但如果孩子体内的无形之痰很多，他的舌苔就会显得特别黏腻，而且很厚。

中医常说："怪病皆由痰成也"，"百病皆生于痰"。通俗点儿的意思就是：有很多病，医生怎么治都治不好，但如果把这个病人体内的痰化开了，他的病就会好。因此，有很多老中医特别喜欢给病人用化痰的方法治病——痰化掉了，病人的气血运行正常了，身体就会康复了。

给病人化痰，是中医里面一个重要的治病方法。

（2）痰湿重的孩子，舌苔很厚，舌上有小红点

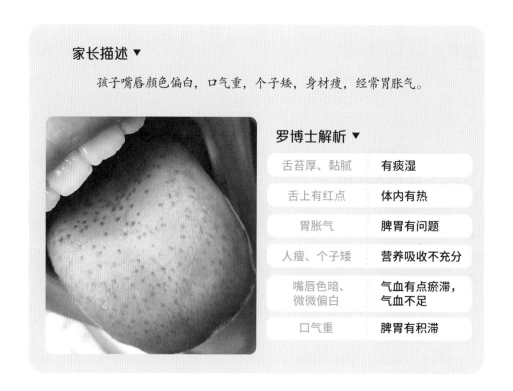

家长描述 ▼

孩子嘴唇颜色偏白，口气重，个子矮，身材瘦，经常胃胀气。

罗博士解析 ▼

舌苔厚、黏腻	有痰湿
舌上有红点	体内有热
胃胀气	脾胃有问题
人瘦、个子矮	营养吸收不充分
嘴唇色暗、微微偏白	气血有点瘀滞，气血不足
口气重	脾胃有积滞

这个孩子的舌象有两个特点：

第一，舌头上有小红点。这说明孩子体内有热。

第二，舌苔很厚，有一种黏黏的感觉，看起来很结实的样子。这说明孩子体内不但有湿气，还有痰。

根据家长的描述，孩子经常胃胀气，这说明他的脾胃可能有点儿问题；身材瘦，个子矮，是因为他的脾胃营养吸收得不是特别充分，导致身体在生长发育的时候，得不到足够的营养；嘴唇偏白，说明他气血不旺盛；口气重，说明他脾胃里有积滞，导致胃气上逆了。

（3）有痰湿的孩子，还有可能胃气不足，整个舌头舌苔厚腻，舌头中部舌苔有一道裂纹，舌前端有小红点

家长描述 ▼

女儿今年12岁，有口臭，还有慢性咽炎，经常清嗓子。有时会觉得肚子疼。

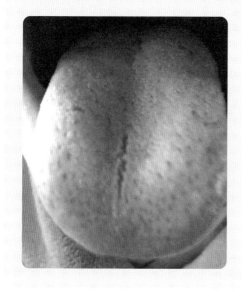

罗博士解析 ▼

舌苔厚腻，满布舌体	积食问题严重，兼有痰湿
舌部有裂纹	中气不足
舌前部有小红点	体内有热
清嗓子	嗓子有问题
有时肚子疼	脾胃有问题
嘴臭	中焦胃气堵塞

这个孩子的舌象有三个特点：

第一，舌苔厚腻，而且铺满了整个舌头。这说明孩子体内的积食已经很严重了，并且，这些积滞会导致脾胃变得虚弱——脾虚则会生痰，这会使孩子逐渐地变成痰湿体质。

孩子的痰湿体质与成人的痰湿体质，是不完全一样的。成人可以靠服用药物化去体内的痰湿，但如果是孩子的话，家长还是应该以帮助他消积食为主。

第二，孩子舌头中部的舌苔有一道裂纹。

舌头中部的舌苔有裂纹，说明孩子体内的中气不足。具体来说，就是孩子的胃气不足。因为健康的舌苔应该是均匀地分布在舌头上的（薄薄一层），不应该有"沟"。

第三，孩子的舌头前端有很多小红点。

舌头上出现小红点，说明孩子的体内有热，这也是由中焦阻滞造成的。孩子体内的气机循环得不顺畅，胃气不能往下走，反而往上升，心肺之火就会被堵在上焦无法下行，只能在上焦燃烧。时间久了，孩子就会觉得嗓子不舒服，想咳嗽，不停地清嗓子。

这位家长所描述的孩子的这些症状都是什么原因导致的呢？

孩子经常清嗓子，说明孩子的喉咙有寒证或热证，中焦脾胃堵塞，浊气上逆，郁结于咽喉，则嗓子容易出问题。

孩子有时候觉得肚子疼，说明脾胃，尤其是脾出现了问题。可能是小朋友体内有气滞，或是积滞，从而导致脾胃虚弱，影响到了肠道和消化系统。

孩子口臭，这可能是由于他的中焦有阻滞，使体内的气机不能顺畅地运行，胃气无法往下走，反而向上返，把胃中食物腐败的气味带到了嘴里产生的。

（4）有痰湿的孩子，家长应该如何调理

a. 先给孩子化痰

老祖宗所留下的许多化痰方子中，最基本的方子就是二陈汤。

　　二陈汤的配方里一共有四味药：陈皮、茯苓、法半夏和炙甘草。

　　茯苓祛湿气。法半夏润燥化痰（二陈汤里我们一般都用法半夏）。陈皮就是橘子皮，能行气化痰。一般不用新鲜的陈皮，而是把橘子皮放一段时间，等它的药性变得和缓一些之后才用。

　　在中医里面，道地的陈皮，产在广东的新会。我曾经去考察过，那里的气候特别适合种植橘子，当地叫柑，新会那里的陈皮的有效成分确实较其他产地更有优势。在广东，橘子皮可以放很久，3 年、10 年，甚至 15 年、20 年……通常认为越陈越好，越陈越昂贵。但是，我的观点是，我们平常使用，没有必要使用特别陈的。如果家长能买到广东新会产的陈皮，一般用 5~10 年的就可以了。特别陈的陈皮非常贵，也没有必要。如果大家买不到新会陈皮，去药店里买普通的陈皮也是可以的。

　　因为地理位置的关系，整个广东地区的湿气都很重，长期住在那里的人，非常容易因湿生痰，所以他们会用陈皮泡茶喝，或者在煲汤的时候往汤里放一点儿陈皮。**陈皮这味药，祛湿化痰的效果特别好。**

　　如果家长不想用这个药方的话，也可以去药店买点儿陈皮。一般陈皮是一个橘子皮破成三瓣，我们用一瓣就可以了，用水煮，开锅三五分钟之后倒出来，给孩子当饮料喝，放一点儿糖，或者放几个山楂都是可以的。平时煮肉汤、菜汤的时候，也可以放一点儿陈皮，或者在做菜的时候，放一两片陈皮，这样也可以帮助孩子行气化痰。给孩子喝点儿用陈皮煮的水，把他的中焦打开，痰湿化掉，这样孩子体内的热就会出来。这些热散掉以后，孩子的脾胃就能恢复正常了。

　　体内痰湿重的孩子，平日里还可以多给他吃点儿萝卜、白菜，可有效地往下降气化痰，或者喝点儿杏仁饮料，因为杏仁也有行气的作用。

b.孩子总咳嗽，爱清嗓子，可以吃煮好的萝卜片，喝萝卜汤

对于有中焦脾胃堵塞症状的孩子，家长可以经常给他吃点儿萝卜片——把白萝卜或者青萝卜切成片，放在水里煮20分钟，将萝卜彻底煮软之后让孩子吃。

萝卜有助消化、开胃健脾、顺气的作用，经常给孩子食用萝卜，能够帮助他消化中焦的积食，疏理脾胃之气。

如果孩子总咳嗽，爱清嗓子，我建议家长给他固定每周喝2次萝卜汤，或者吃2次萝卜片，帮助他调理体内的气机循环。

c.孩子总感觉肚子疼，喝五味化积汤

如果孩子总是感觉肚子疼，家长就要给他消积食，来帮助他恢复脾胃健康，调理体质。可以用焦三仙、炒鸡内金和炒莱菔子各6克，煮水给孩子服用。

五味化积汤

配方：焦三仙、炒鸡内金、炒莱菔子各6克（这是3岁以上孩子的用量，年龄小的孩子酌情递减）。

做法：放入3杯水熬成2杯水即可。

叮嘱：早晚饭后各服用1杯，每天喝2次。

莱菔子有化痰行气的作用。对于有比较严重的积食症状，或者已经变成痰湿体质的孩子，中医通常都会在焦三仙和炒鸡内金这个消积的方子里加上炒莱菔子，帮助孩子清脾胃之气，让他的脾胃通畅。**孩子体内的气机循环通畅了，肚子疼的毛病就会慢慢消失了。**

d. 不要让孩子吃寒凉的食物

在日常生活中，无论是痰湿体质的孩子，还是体内有积食的孩子，家长都要注意让他们清淡饮食，不要给他们吃寒凉的东西。因为**如果孩子总是吃寒凉的食物，就会不断加重脾胃的负担，增加体内的寒湿之气。**

有的家长想：反正孩子咽喉有问题，就给他吃点儿清火的吧。这是不对的，这种因为中焦脾胃积滞导致的热，积滞是主要的问题。虽然给孩子吃凉性的食物，能使他的体内变凉，但实际上孩子体内的热，还是没有被清除，反而会被寒湿之气包裹住。

如果想真正祛除孩子体内的热，就要先把这些湿气、积滞祛除，才能慢慢地让热散去。

3 孩子痰湿一直不除，有可能引发其他疾病

（1）痰湿体质的孩子，容易得呼吸系统的毛病

家长描述 ▼

　　我家孩子快4岁了，面色及唇色暗沉。身形非常瘦，体质也差。汗少，不怕热。吃饭不多，睡眠偏少，容易兴奋，最近几天夜晚睡不安稳。

　　去年他被医生诊断为咳嗽变异性哮喘，持续治疗了1年。今年3月又开始咳嗽，诊断为支原体感染和全组副鼻窦炎，现在在用治疗鼻窦炎的药。咳嗽总是反反复复，经常好几天，过两天又咳，每次吃寒凉的食物，或天气降温，都会引起咳嗽。咳嗽是阵咳，每次大约半小时，一般都在下午五六点的时候咳，都是干咳，但嗓子有异物感，总是清嗓子。吃热性的食物或喝水少了，还会引起扁桃体发炎。

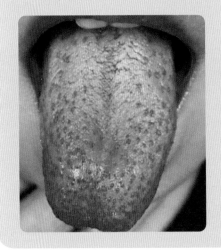

罗博士解析 ▼

舌苔厚腻	有积食
铺满舌体	湿气重凝结成痰，有痰湿
舌头有红点，舌尖色暗红	体内有热

这个孩子的舌象有两个特点：

第一，舌苔又厚又腻，而且铺满了整个舌头。

孩子舌苔厚腻，说明他体内有积食。另外，如果家长发现孩子的舌苔不仅厚腻，还铺满了整个舌体，这就说明孩子体内有湿气——如果湿气一直无法被身体化解，严重的就会凝结成痰，使孩子变成痰湿体质。

孩子出现的痰湿、积食等问题，其实都是体内气机郁结的结果。 因为气机不通畅，就会出现湿气无法被排出，积食不能被运化等情况，导致孩子身体出现各种病症。

第二，舌头上面有很多红点。

舌头上有红点代表孩子体内有热。

痰湿体质的孩子体内的热，其实都是郁热——因为痰湿把热捂在里面了。

虽然孩子的舌象显示他的体内有热，但实际上只要把痰湿和积食清掉，这个热就会散掉了。

根据家长的描述，这个孩子身体出现的病症有很多，问题最严重的是呼吸系统。孩子在气温降低，受凉的时候就咳嗽，喝水少了，吃热性食物的时候扁桃体又会发炎。这说明孩子的呼吸系统正处于紊乱状态。

这位家长说孩子有哮喘，我认为，**其实绝大多数的孩子患上的"哮喘"，并不一定是真正的哮喘。**

孩子的呼吸道本来就比成人的狭窄，当他们患上外感疾病，比如说感冒，或身体有炎症时，体内就会出现水肿的情况。在这种情况下，他们的呼吸道就会变得更加狭窄，呼吸就会出现哮鸣音。

孩子经常咳嗽，家长带孩子去医院看病时，一些医生就根据哮鸣音这个症状，把孩子的病诊断为哮喘，然后按照治疗哮喘的方法给孩子治，但往往收效不大。有很多家长，在孩子一直咳嗽的时候，没有按治疗哮喘的方法去给他治，而是按照治疗外感的思路给孩子调理，反而治好了孩子的咳嗽。

我曾经在《让孩子不发烧、不咳嗽、不积食》一书里讲过中医治疗孩子咳嗽的思路，家长可以看一看。

（2）痰湿体质的孩子，家长应该如何调理

a. 用温胆汤给孩子泡脚

温胆汤

配方：茯苓9克、陈皮6克、法半夏6克、竹茹6克、枳实6克、炙甘草6克、生姜1片。

用法：用中药材熬水，开锅30分钟，滤出药汁，然后将药汁分成2份，早晚兑入温水泡脚，每次20分钟。水温不要太热，水淹过脚面就可以了。

温胆汤是一个著名的中药方子，里面有茯苓、法半夏、陈皮和炙甘草四味药。这四味药合起来叫二陈汤，这是一个有化痰作用的处方。

二陈汤再加上枳实和竹茹两味药，就又有了清热的功能，能够化去体内的痰热。因此，温胆汤有化痰兼清热的作用。

生姜有助于提高这个方子的化痰作用。

b. 给孩子喝五味化积汤祛痰湿

等到孩子体内的痰湿化掉以后，之前被痰湿捂在里面的热就会出来了。这个时候，给孩子用焦三仙和炒鸡内金的同时，再加一点儿蒲公英，一起熬水给孩子喝，就可以把孩子体内的热给清掉了。

五味化积汤

配方：焦三仙、炒鸡内金、炒莱菔子各 6 克（这是 3 岁以上孩子的用量，年龄小的孩子酌情递减），还可以再加 1 克蒲公英。

做法：放入 3 杯水熬成 2 杯水即可。

用法：早晚饭后各服用 1 杯，每天喝 2 次。

蒲公英是一种常用的野菜，具有清热解毒的作用。莱菔子有化痰行气的作用。对于有比较严重的积食症状，或者已经变成痰湿体质的孩子，中医通常都会在焦三仙和炒鸡内金这个消积的方子里加上炒莱菔子，帮助孩子向下清脾胃之气，让他的脾胃通畅。

c. 给孩子捏积强健脾胃

捏积是家长一定要学会的小儿推拿方法，对帮助孩子日常消积，强健脾胃有非常好的效果。

捏积法

手法： 顺着脊柱的方向（从小朋友的臀部到颈部），用手指捏着孩子后脊背的皮肤向前捏 3 下，然后提 1 下，让孩子的肚皮离开床面。这样做，消除积食、调理脾胃的效果非常好。

叮嘱： 小朋友刚开始被捏积的时候可能不适应，因为捏积会有点儿疼，但是等适应以后，就会特别喜欢被捏积，不捏都不舒服。

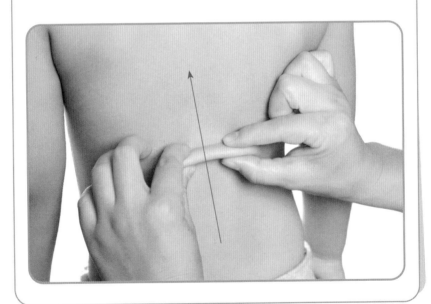

d. 给孩子吃五谷杂粮调理身体

在给孩子用温胆汤和焦三仙，清理掉体内的痰湿和积食之后，家长就要通过饮食给他调理身体，帮助他恢复脾胃的健康。

我曾经到卖保健品的药材市场里看过，那个市场里面卖的全都是各种好的保健品，比如说人参、西洋参、燕窝、虫草，等等。这些东西堆得高高的，像山一样，有很多人买。

但是您想想，天天把这些保健品当饭吃，人就能保持健康吗？绝对不可能的，没有人能够靠吃这些保健品活得健康。真正健康的人，每天吃的都是五谷杂粮和蔬菜。

家长一定要给孩子建立起健康的饮食习惯，让他们正常吃饭，不要挑食，不要吃太多肉。让孩子的饮食清淡点儿，用五谷杂粮来保护他们的脾胃，用蔬菜帮助他们清理肠胃。

第6章

小心孩子体内
有瘀血

◎ 孩子身体里的瘀血是怎么来的

造成孩子体内瘀血的最大原因就是跌打损伤，一旦他们在
奔跑玩耍的时候磕到碰到，就会形成瘀血。

◎ 孩子体内有瘀血，如何从舌象上判断

有这个问题的孩子的舌头上会有黑色的斑点，舌下静脉呈
黑粗状，还会向四周分叉。

◎ 家长如何才能给孩子化瘀血

孩子出现气滞血瘀的症状，多半都是由积食引起的。因此，
家长给孩子调理的时候，第一是可以合理采用食疗的方法；
第二是可以让孩子泡脚，活血化瘀。

1 体内有瘀血，可能导致孩子生病

(1) 孩子身体里怎么会有瘀血

人体内的瘀血是怎么形成的呢？

如果是成年人体内出现瘀血，大多是因为平时吃了过多寒凉的食物，或者原本就是气虚体质，再加上平时总爱生气，气滞致瘀；还有极少数的情况，可能是由跌打损伤造成的。

孩子体内瘀血产生的原因，不会像成人那样复杂。

对于孩子来说，造成他们体内有瘀血的最大原因就是跌打损伤——孩子在奔跑玩耍的时候，一不小心就会摔跤，磕着碰着什么部位，次数多了，就会产生瘀血。

就拿我自己来讲吧，我小的时候喜欢到处疯跑，跑急了，就会啪地摔倒。我记得那会儿经常把胳膊、腿摔破，都习以为常了。怎么处理伤口，如何包扎、上药，我自己都清清楚楚。

有的家长可能会问："我家孩子还小啊，走路都不会呢，怎么体内也有瘀血啊？"

如果是这种情况，家长就应该回想一下，孩子在婴儿时期，有没有发

生过从床上滚到地上去的情况。小婴儿平时包裹得厚实，摔了一下之后，家长即便检查也发现不了问题。其实，有可能孩子在滚下床以后，体内就有瘀血了，只是家长自己也不清楚，直到孩子长大了以后才发现。

（2）瘀血不除，孩子有可能会生怪病

瘀血是导致小朋友身体不健康的原因之一——虽然这种情况不多见，但也是存在的，严重的瘀血有时还会让孩子患上一些怪病。

我曾经见到过一个患了抽动秽语综合征的孩子，他会不停地挤眼睛，而且自己无法控制。

孩子的父母找到我，说孩子因为这个病，已经吃了两年药了。这期间，他们到处求医问诊，却总也不见成效，孩子的病症越来越重。听完他们的描述，我给孩子看了一下舌象，发现孩子的舌下静脉颜色很黑，看上去也比较粗。

根据舌象，我判断这个孩子的体内有瘀血，进而推断这有可能就是引起抽动秽语综合征的原因。

不过，大家千万不要以为孩子患上抽动秽语综合征，就一定是由体内瘀血导致的，不是这样的。**孩子患上这种病的原因有很多，比如从父母身上感受到的压力、外感，甚至脾胃失和、肝气不舒，等等，都有可能让孩子患病。**

在没有看到舌象的情况下，我无法分析其他患上抽动秽语综合征的孩子应该如何治疗。但对眼前这个久治不愈的孩子而言，我认为其中一定有瘀血的影响。其他的患病因素暂且不论，既然舌象显示出孩子体内有瘀

血，那就先给他化瘀血。

因此，我就给孩子推荐了一个活血化瘀的方子，让家长回去按方抓药，用药熬水给孩子泡脚。原本我是让孩子每天晚上用这个药方上的药泡脚的，结果孩子的父母每天去药房抓两服药，让孩子早上泡一次脚，晚上泡一次脚。

一个月之后，家长给我反馈，说孩子不受控制地挤眼睛的症状已经没了。

这个结果让我很吃惊。为什么呢？因为我推荐的这个药方，本意只是想帮助孩子化瘀血，没承想竟歪打正着，意外地调理好了孩子的抽动秽语综合征。这说明这个孩子患上抽动秽语综合征的主要原因就是体内有瘀血，其他的可能都是诱因。就这个孩子而言，只要化掉了他体内的瘀血，其他的病症就迎刃而解了。

当然，我还是要再次提醒各位家长，导致孩子患上抽动秽语综合征的原因有很多，不是简单地给孩子化掉瘀血就能治好的。每个孩子的病症还是要根据个人情况进行具体分析。

② 孩子体内有瘀血，从舌头上就能看出来

（1）孩子体内有瘀血，舌头上会有黑色的斑点，舌下静脉黑、粗，向四周分叉

家长描述 ▼

　　孩子今年12岁，在他上幼儿园的时候，我发现他舌尖正前方有两处黑色的小斑点，当时也不知道是什么原因引起的，就没有太在意。但到现在已经过去五六年了，这个黑色的小斑点还是没有消掉，会不会就是瘀斑呢？

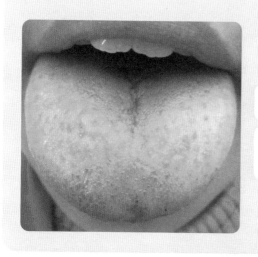

罗博士解析 ▼

舌边、舌尖有黑色的瘀斑、瘀点	体内有瘀血
舌下静脉黑（淡蓝色为正常）、粗，向四周分叉	体内有瘀血

这个孩子的舌尖上有一块黑色的点。这个黑点本来应该是红点，变黑了就可能是体内有瘀血的缘故。

（2）孩子气血瘀滞，舌头会发红、发紫

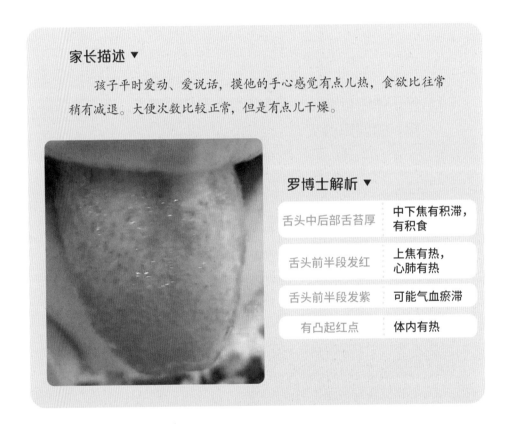

家长描述 ▼

孩子平时爱动、爱说话，摸他的手心感觉有点儿热，食欲比往常稍有减退。大便次数比较正常，但是有点儿干燥。

罗博士解析 ▼

舌头中后部舌苔厚	中下焦有积滞，有积食
舌头前半段发红	上焦有热，心肺有热
舌头前半段发紫	可能气血瘀滞
有凸起红点	体内有热

这个孩子的舌象有三个特点：

第一，孩子的舌头上有很多凸起的小红点（中医把这种明显凸起的红点叫作"芒刺"），这说明孩子的体内有热。体内有热的孩子，比较容易出现手脚心热、大便干燥的症状。

第二，孩子舌头中后部的舌苔很厚，说明他的中焦、下焦都有积滞。

第三，前半部分的舌头呈紫红色。

人的舌尖对应心脏，舌尖往里一点儿又不到中间的部分对应肺，如果一个孩子的舌头前端呈红色的话，就说明他的上焦有热（心肺有热）。有这种舌象的孩子很容易患上热证，比如感冒、肺炎等。

如果孩子的舌头不仅发红，还有点儿发紫，那就说明他的体内还有瘀血——瘀血对身体的影响是隐性的，它不会立刻发作，只会慢慢地影响孩子的健康。

当家长发现孩子的体内出现瘀血，就要赶快帮助孩子散热、消除体内的积食，让孩子体内的气血运行通畅，使瘀血自行散去——必要的时候可以用一些化瘀血的药。

总结一下，家长要通过什么舌象，来判断孩子的体内是否有瘀血呢？

第一，看孩子的舌边、舌尖有没有黑色的瘀斑、瘀点。

一般来说，健康的舌头上都会有红色的颗粒，像小红点一样，但是不会很明显，因为有舌苔覆盖在上面，但如果发现这些红点变黑了，就可能是孩子体内有瘀血了。

第二，看孩子的舌下静脉。

让孩子把舌头翘起来，轻轻舔一下上嘴唇，家长就能看到他的舌下静脉了。正常的舌下静脉，应该是两条淡淡的蓝色的血管，颜色很淡的，若隐若现，看不大清楚。但如果孩子的舌下静脉又黑又粗，血管还向四周分叉了，就说明孩子的体内有瘀血。

3 家长如何帮助孩子化瘀血

（1）用桃红四物汤给孩子泡脚，化瘀血效果好

如果您发现孩子的身体内有瘀血，我推荐您用一个叫桃红四物汤的中药成方，给孩子熬水泡脚，帮助他活血通络，把瘀血化掉。

桃红四物汤

配方：熟地6克、当归6克、川芎6克、白芍6克、桃仁6克、红花6克。

用法：熬水30分钟，然后将药汁兑入温水，给孩子泡脚，每天泡2次，每次泡15分钟。需要注意的是，水温不要太高，温热就可以了。

叮嘱：如果孩子舌象显示没有瘀血了，就可以不用泡脚了。孩子不适宜长期泡脚。

（2）气血瘀滞，同时有热的孩子可以服用消积化热饮

孩子出现气滞血瘀的症状，多半都是由体内的积食引起的。如果家长想给孩子调理体内的气滞血瘀，首先就要给他们消积食，祛除体内的热。

家长可以用食疗的方法，给孩子服用消积化热饮，帮助孩子消食、清热、滋阴。

消积化热饮

配方：焦三仙（焦山楂、焦麦芽、焦神曲）、炒鸡内金各 6 克，蒲公英 1~3 克。

做法：倒入 3 杯水，熬成 2 杯。

用法：早晚各喝 1 杯，1 天喝 2 次，一般喝 3~5 天即可。

叮嘱：根据这个孩子的症状，还可以再配合点儿生地滋阴。当孩子舌头上的红点不再凸起，就说明他体内的热消失了。

（3）气滞血瘀的孩子，饮食上要多吃清凉的食物，避免热性食物

气滞血瘀的孩子，家长千万不能再给他们吃热性的肉了，比如说牛羊

肉，因为这个时候孩子的体内已经很热了。家长应该在给孩子消除积食的同时，给他们多吃一点儿清凉的东西，比如黄瓜、芹菜、莲藕、空心菜，等等。

以下是 10 种凉性和 10 种热性的食物，大家可以根据说明购买食材，避免让孩子食用太多的热性食物。

10 种凉性的食物

名称	功效
苦瓜	泻心肝之火，左脸上长痘痘或牙龈疼痛时，可以吃苦瓜
鱼腥草	清脾胃湿热、肺热，感冒发烧、流鼻血、牙痛的人可以多吃
菠菜	清肠胃热毒，感冒发热的时候可以多吃，胃虚寒及腹泻的人不宜食用
莲子	清火、安神，有高血压、失眠或者平时火气大的人可以用莲子心泡茶喝
芹菜	清胃火、平肝气，便秘和有高血压的人可以多吃，用开水烫一下凉拌吃就好
苦菜	清胃热、血热，治疗感冒和扁桃体炎有很好的作用，皮肤出现红肿时也可食用
马齿苋	清肠道湿热，有热性腹泻的人可以吃它来缓解症状，脾胃虚寒的人和孕妇禁食
空心菜	清小肠之热，适合胃肠积热、便秘的人食用，身体虚弱、脾胃虚寒的人不宜多食

续上表

名称	功效
丝瓜	清热化痰、凉血解毒，丝瓜的汁液可以治疗黄痰咳嗽，丝瓜络对治疗风湿病也有一定作用，丝瓜皮可以治疗金疮、疔疮
黄瓜	清肝经之热，舌头很红或舌苔很黄的时候可以多吃，皮肤干燥的时候可以用黄瓜捣汁或切片涂擦，肚子疼、拉肚子、肺寒咳嗽的人应该少吃或不吃

10 种热性的食物

名称	功效
大葱	发散表寒，感冒鼻塞、身体发冷的时候可以用葱白煮水
香菜	祛寒发汗，有狐臭、口臭的人不宜食用，无论什么体质的人都不宜多吃
洋葱	鼓动阳气、发汗解表，感冒鼻塞的人可以多吃点儿，体内有热、咳嗽的人不宜食用
川椒	散寒祛湿、温脾胃，可以用川椒煮水泡脚以燥湿祛寒，阴虚火旺的人和孕妇不宜食用
胡椒	温中散寒，胃寒、腹泻的人可以适当吃一些，牙痛、有眼疾、咽喉肿痛的人不宜服用
韭菜	补脾胃之气、补肾起阳，寒性体质的人可以多吃，胃虚有热、阴虚火旺的人最好别吃

续上表

名称	功效
栗子	益气健脾、补肾，老年人腰酸背痛的话可以吃它来补气，但多食容易导致脾胃积热
生姜	温经散寒、行阳散气，受了风寒时可以用生姜熬水喝，舌红苔黄、阴虚火旺的人不要吃姜
小茴香	驱散脾胃和小肠的寒气，腹痛、痛经时可以用小茴香煎水喝，胃、肾多火，小肠多热的人禁用
南瓜	补充脾气，可以防止糖尿病患者的血糖迅速升高或降低，吃多了容易引发黄疸，体质偏热、有胃热、气滞湿阻的人最好少吃

请您注意，这里我所说的热性食物、凉性食物，指的是食物的药性，而不是食物的温度。

孩子的体质，短期内可以靠药物治疗调理过来（一般给孩子喝药的时间不要超过1周），但是想让孩子一直拥有健康的体质，就要靠长期的健康饮食来维护、保持。

第7章

肝气不舒的孩子，
家长最应该重视

◎ 孩子年纪轻轻，为什么会压力大、肝气不舒

孩子肝气不舒的原因，与妈妈的遗传、家庭的氛围、父母
给的情绪息息相关。

◎ 肝气不舒的孩子，会有什么表现

舌形变尖、消化系统紊乱、脾气不好、容易打嗝、皮肤会
出现湿疹等问题。

◎ 肝气不舒的孩子，调理情绪是关键

家长一定要多带孩子出去玩儿，让孩子去接触大自然，释
放天性。

孩子为什么压力大、肝气不舒

中医认为，人有压力就会导致肝气不舒，气机就会郁结。说到这儿，大家可能会好奇——天呐，小孩子怎么会有压力呢？

每一位家长都要知道，现在的孩子特别容易感到压力过大，而这份压力有可能来自他们自己，也有可能来自家长。

（1）受家长的影响

我见过一些孩子，在年纪很小的时候，舌形就变尖了，这往往是受到了家长的影响。

a.家长的体质遗传

阴虚、阳虚、气虚、血虚、瘀血、痰湿、肝气不舒这几种体质，都可能通过父母遗传给孩子，这是体质学说的一个基础——**人的体质有一部分是遗传来的。**

家长体质阴虚，孩子也会体质阴虚；家长体质阳虚，孩子也容易变成阳虚体质；家长如果由于压力大而情绪不佳、郁结而产生了肝气不舒的体质，当然也会遗传给孩子。

有的妈妈在怀孕的时候，容易紧张、生气、焦虑等，这些都会影响到孩子，使他们一出生就出现肝气不舒的症状。

很多时候，我看到孩子年纪很小，就有大人那样肝气不舒的症状了。我觉得非常奇怪，后来我仔细地观察了这类孩子的家长，发现他们大多是紧张型的，自身的压力大。有一个这样的家长就很糟糕了，而有的孩子，父母都是这种情况，这样对孩子的影响非常大。

b. 家长给孩子的压力过大

有些家长对孩子的学业要求特别高，他（她）们把自己在人生过程中没有达成的目标，都放到了孩子的身上，期望孩子能达到。因此，要求孩子不停地学习，给孩子报很多辅导班、兴趣班，拿别人的孩子和自家孩子互相比，很少给孩子放松的时间和机会。

我见过一个孩子，比同龄的孩子矮一头，身体瘦弱，性格敏感胆怯，身体有很多问题。一了解，孩子的父亲对孩子的期望极高，小学四年级的孩子，家长给他报了 7 个补习班。在这样的压力下，孩子的身心一定会出问题的。

孩子玩耍的时间少，释放天性的时间少，他就会感觉被禁锢。比如说孩子天天弹钢琴，感受不到乐趣，就会觉得痛苦，压力就会变大，导致肝气不舒。这种孩子，从学龄前到小学、中学，举目可见。

c. 家长的不良情绪影响了孩子

有的家长在养育孩子的过程中非常紧张，总担心孩子会不会生病，会不会发生什么意外，这样也会给孩子带来压力。

我见过很多这样的家长，因为只有一个孩子，所以特别紧张，对于孩子的一切，都高度关注。这其实是非常不好的，这种紧张的情绪，会给孩子带来很大的压力。一旦孩子身体出现一点儿问题，家长就觉得天塌下来了，所以可能会让孩子过度用药、过度治疗，导致孩子的身体问题更大。在那些常年带孩子去各地看病的家长中，这种类型的家长特别多。一般人会认为主要是因为孩子经常生病，家长的情绪才会如此焦虑。我观察到的恰恰相反——主因是家长的紧张情绪，只要家长的情绪紧张，孩子的身体一定会失调的。

另外，**如果孩子的爸爸妈妈工作压力特别大，整天不开心，或者两个人关系不好，经常吵架，这样都会影响到孩子。**

我见过一个才两三岁的孩子，舌头就已经变得尖尖的了。再观察他的家长，发现他父亲是一个工作压力非常大的人，常常回到家就已经半夜了。这样的家长往往心理压力大、焦虑、肝气不舒，这种情绪会影响到孩子，变成孩子生病的根源之一。

有一位朋友，刚生了二胎，他说他的妻子身体特别不好，希望我帮他们分析一下情况。我看了他妻子的舌头的照片，发现舌形是尖尖的，于是我问他："你媳妇儿情绪是不是不怎么好啊？"结果他马上给我发来了一张他跟妻子微信聊天的截图。他妻子说："大孩在哭，二孩在哭，怎么办？我现在要崩溃了。"我这位朋友那会儿还没下班呢，就在微信上安抚她："我还在加班，你稍微等等，坚持一下，我马上就回去。"他妻子又说："我怎么坚持，孩子闹得我受不了了。"他还给我发来他妻子的情绪评估报告，报告里说她有重度抑郁的症状。

这些情况都是什么原因导致的呢？其实就是她的情绪压力太大了。

如果每位家长都像这位朋友的妻子这样，在自身压力很大的状态下带孩子，那孩子必然就会被父母的情绪传染，慢慢出现肝气不舒的毛病。

虽然孩子和家长在语言上沟通没有那么多，但小孩子对情绪的感知能力特别强，他们对人脸部微妙的表情的识别能力非常强。家长的焦虑、紧张等情绪，孩子都能感受得到。这些负面情绪都会影响孩子的体质，但恐怕很多家长都没有注意过。

d. 家庭的伦理环境不好，导致孩子肝气不舒

有些家庭的伦理环境不好，比如没有尊重长辈的习惯，一切以孩子为中心，娇惯溺爱孩子。孩子是小皇帝，长辈一切都遵从孩子的想法，这也会导致孩子出现肝气不舒的情况。

有很多家庭，全家都围着孩子转，这样孩子发火的阈值就容易降低，阈值一旦降低就更易产生激烈的反应。在正常的家庭里，应由家长来主导孩子。按照规矩，几点吃饭就是几点吃饭，吃什么家长安排——会稍微征求一下孩子的意见，但总的来讲，还是家长主导。这样的家庭，孩子在规矩中生活，虽然看着好像在用规矩束缚孩子，可是，俗话说得好："无规矩不成方圆"，在必要的规矩之中，孩子的身心反而没有什么问题。

但是现在，全家人围着孩子转，孩子想怎么样就怎么样。结果孩子会慢慢觉得自己就是世界的中心，一旦什么事儿没按照他的心意去做，就会大发雷霆。哪怕水杯稍微给他递晚一点儿，他都会发火，不爱吃家长做的菜也会哭闹……这样的孩子，您越把他（她）宠成小王子（小公主），他（她）就越容易发火，越容易肝气不舒。

e. 孩子自身性格因素导致

除了上面的因素，孩子总觉得压力大，可能跟他的性格有关。

在孩子成长的过程中，有很多因素会影响他们的身心健康。影响孩子性格形成的因素太复杂，我曾经见过一对性格迥异的双胞胎男孩，一个孩子是乐天派，心很宽，对什么事儿都不大在意，可能外界对他施加再大的压力，他都能承受；而另外一个孩子却性格敏感，稍微有一点点压力，就能对他的情绪产生很大影响，他对各种事物、情绪的感知能力比普通孩子强一些，会特别在意父母说的话。同样是把家里的杯子摔碎了，性格粗犷的孩子哈哈笑着跑开了，不以为意；而性格敏感的那个孩子，妈妈刚要批评他，他先低着头说："妈妈你先别批评我，我心里现在特别紧张……"这样的孩子，情绪就容易受到外界的影响，形成肝气不舒的症状。

中医讲究个体施治。家长一定要了解孩子的具体性格特征，才能更加有效地分析孩子的健康状态。

（2）孩子肝气不舒通常会出什么问题

孩子肝气不舒，会有一些比较常见的表现。

a. 舌形变尖

肝气不舒的外在表现就是舌形变尖。

b. 消化系统紊乱

绝大多数成人的脾胃疾病，都与情绪不良有关，因为消化系统对情绪的感知特别敏感。这种情况在孩子中也存在。比如说肝气不舒的孩子，就更容易出现积食的情况。

再比如说孩子的便秘，实际上，人排便是否通畅，跟情绪也是有关系的。有些女士总是情绪不好，肝气不舒，就容易便秘。小朋友也是这样，如果他总是情绪不好，常常紧张，一直处于压力很大的状态下，就容易出现大便干燥的情况。

c. 脾气不好，多动

肝气不舒的孩子往往性情上也会有点儿暴躁，容易发脾气，好动、多动。

d. 容易呕逆、打嗝

肝气不舒的孩子容易有呕逆、打嗝等胃气上逆的情况。

胃气以下行为顺，当肝气不舒，"肝木横逆克脾土"的时候，就会出现胃气上逆的情况。

e. 呼吸系统时常会有问题

肝气不舒严重的孩子，呼吸系统会受到影响。

中医管这叫"肝火犯肺"，有些孩子的咳嗽缠绵不愈，就是受到了肝火的影响。

f. 有湿疹等皮肤问题

肝气不舒严重的孩子，皮肤更容易出现问题。

　　在孩子的皮肤问题中，有些是湿气重，有些则是肝气不舒。中医认为，肺主皮毛，若肝火旺盛，则容易肝火犯肺。因此，我们遇到一些孩子的顽固性湿疹，尤其是长在对应两侧，比如腕部、肘部等处的湿疹，要考虑是否有肝气不舒的因素在内。

2 肝气不舒的孩子体内有积滞，还可能有热

（1）肝气不舒，有积滞的孩子舌形尖、舌苔厚

家长描述 ▼

孩子早上起来有口臭，食欲还可以。大便有些干燥，两天一次。

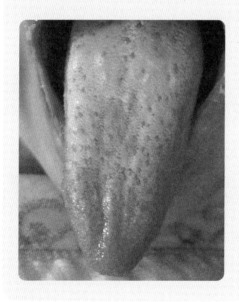

罗博士解析 ▼

舌形尖	压力大
舌苔厚	有积滞，可能是肝气不舒引起的
便秘	有些孩子的便秘与情绪有关

这个孩子的舌象有两个特点：

第一，舌形是尖尖的。

健康的孩子，舌头伸出来应该是椭圆形的。如果孩子伸出舌头，舌形是尖尖的，就意味着这个孩子可能压力很大，肝气不舒。

第二，舌苔很厚。

我们都知道，舌苔厚说明孩子积食，身体里有积滞。

（2）肝气不舒，体内有热的孩子，舌形尖、舌苔厚、舌头上有红点

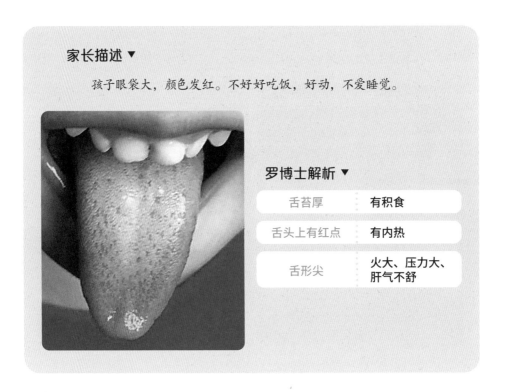

家长描述 ▼

孩子眼袋大，颜色发红。不好好吃饭，好动，不爱睡觉。

罗博士解析 ▼

舌苔厚	有积食
舌头上有红点	有内热
舌形尖	火大、压力大、肝气不舒

这个孩子的舌象有三个特点：

第一，舌苔厚，说明孩子积食，体内热大。

一般健康的舌头伸出来应该是椭圆形的，但是这个孩子的舌头是尖尖的，舌苔也厚。小朋友的舌苔厚，意味着有积食。

第二，舌头上面还有很多红点，舌尖也有点儿红。

舌头上有很多小红点代表孩子体内有热，红点越红，说明身体里面的热越大。

第三，舌形尖，说明孩子肝胆有火，压力大。

舌头形状是尖尖的，说明这个孩子体内火大，肝胆有火，压力大。如果这个孩子爱吃肉的话，他体内的火就会很大，更容易导致郁结。

（3）肝气不舒的孩子舌形尖、舌苔厚、舌尖红、舌上有红点

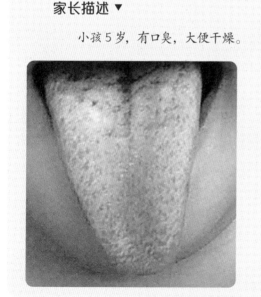

家长描述 ▼

小孩 5 岁，有口臭，大便干燥。

罗博士解析 ▼

舌形尖	有压力，肝气不舒
舌尖红	有心火
舌头上有小红点	有内热
舌苔厚腻	有积滞

这个孩子的舌象有四个特点：

第一，舌头形状是尖尖的。

当一个人的舌形变尖时，就说明他有压力，体内有郁结，情绪一直处于一种紧张的状态。这种状态会导致他出现肝气不舒的症状。

第二，舌尖是红的。

舌尖红说明孩子体内上焦有火，有心火。

第三，舌头上有很多小红点。

舌头上的小红点多，说明孩子体内有火、有热。

第四，舌苔特别厚腻。

舌苔厚腻，说明这个孩子体内有积滞。由于积食，孩子的脾胃运化能力不足，产生了积滞停留在脾胃里，就会导致孩子体内气机循环不畅，容易患病。

（4）孩子情绪压抑，肝气不舒，就会影响脾胃，有可能导致积食

肝气不舒的孩子症状很类似，他们体内都有积滞，而且大便干燥。

其实，最容易影响孩子身体健康的，就是肝气不舒。中医认为，肝属木，脾胃属土。在五行中，有"木克土"这一说法，木（肝）如果郁结，它就会克土（脾胃），这叫"肝木横逆克脾土"。

人的情绪问题往往会引起脾胃系统的紊乱。孩子肝气不舒，就会导致脾胃不畅，结果就有可能出现积食——而不是因为孩子有积食在先，才会使他的脾胃失和。

孩子中焦（脾胃）里的积滞长期堆积，不能被运化，就会慢慢地变成

热。又因为中焦堵滞，人体的心肺之气不能顺利地随着胃气往下走，肝气与脾气无法上升，就会全部堵塞在中焦。

本来，肝气跟脾气从左边升，胃气和胆气从右边降，心肺之气随着胃气往下降，中焦一旦发生堵塞，就会影响人体的气机循环。

中医理论认为：心属火，肺属金，肾属水。心火往下走进入肾，就能温养肾水，使肾水不会变得特别寒凉，让它一直保持温和的状态。而肾水上升，能与心火相承，使心火不至于太热。

这个心火与肾水相互作用影响的过程，在中国古代就叫作"水火既济"，也就是说水和火能够交融在一起，使人的上焦不太热、下焦不太寒。

如果一个人体内水火平衡，中医就会认为他是个"平人"。什么是"平人"呢？就是体内气机顺畅，健康无病，身体平和之人。

如果一个人体内的心火被堵在上焦下不去、肾水被困在下焦不能向上与心火互济，那么这个人的体内就会出现上热下寒的症状。很多成人的体质都是如此——上焦热，口舌生疮；下焦凉，稍微吃点儿药，就会腹泻。这个上热下寒的根源，往往就是因为脾胃有积滞，堵住了气机循环的通道（中焦），使气机无法正常运转。

不仅是成人，孩子的身体也会因为中焦阻滞而受到影响。中焦出现阻滞，心火不能往下走，就会一直堆积在上边，这样的孩子一旦患上感冒，扁桃体就会立刻肿起来。

（5）肝气不舒，有积食的孩子如何调理

a. 先给孩子化积食

给孩子调理肝气不舒，要先化积食。我建议家长可以用焦三仙、炒鸡内金，放在一起熬水给孩子喝，可以稍微加点儿蒲公英，在消积的同时给孩子清热。

> **消积化热饮**
>
> **配方：**焦三仙、炒鸡内金各 6 克，蒲公英 1 克。
>
> **做法：**倒入 3 杯水，熬成 2 杯。
>
> **用法：**早晚各喝 1 杯，1 天喝 2 次，一般喝三五天即可。
>
> **叮嘱：**中医在开消积食的方子的时候，如果发现孩子体内有热，就会加点儿蒲公英，蒲公英不伤正气，具有清凉解热的作用。

家长一定要清楚的是，肝气不舒，有积食、有热的孩子，肝气不舒才是主要问题。

在积食清除以后，舌象马上就会露出其本质，舌质红，舌形尖，所以，接着要滋补脾阴，镇肝熄风。

这种舌头尖的小朋友，单吃焦三仙和炒鸡内金是不够的。因为他的情况和肝气郁结有关，所以要想办法疏开肝气，身体里边的郁结散了，情况才会改善。

有时候家长只给孩子吃炒鸡内金进行调理，就可能出现这两天好点儿，过两天又不好了的情况——这是因为导致孩子身体不好的根源没被解决。家中有这样的小朋友，调理情绪很关键，家长一定要多带他出去玩儿，让孩子去接触大自然，释放天性，而且最好是去绿色的地方，比如草地、森林。绿色入肝，具有调畅情志的作用。

b. 给孩子吃有理气作用的各种食物

萝卜具有消食顺气的作用，压力大，肝气不舒，体内有积滞的孩子，可以经常吃点儿萝卜做的菜，或者喝点儿萝卜汤。

另外，橘子类的食物，包括金橘、橙子、佛手柑等，都具有理气的作用，对调畅孩子的气机特别有益。

肝气不舒的孩子，尽量少吃肉，多吃五谷杂粮。

还有，家长一定要记住：食疗方在本质上是依靠食物本身具有的功效来帮助孩子调理身体，和"孩子生病了要吃药"的性质是不一样的，家长一定要搞清楚这两者之间的差别。

c. 给孩子捏积

家长还可以经常给孩子捏积。捏积是家长一定要学会的小儿推拿方法，对帮助孩子调理肝气不舒，消积，强健脾胃有非常好的效果。

捏积法

手法：顺着脊柱的方向（从小朋友的臀部到颈部），用手指捏着孩子后脊背的皮肤向前捏 3 下，然后提 1 下，让孩子的肚皮离开床面。这样做，消除积食、调理脾胃的效果非常好。

叮嘱：小朋友刚开始被捏积的时候可能不适应，因为捏积会有点儿疼，但是等适应以后，就会特别喜欢被捏积，不捏都不舒服。

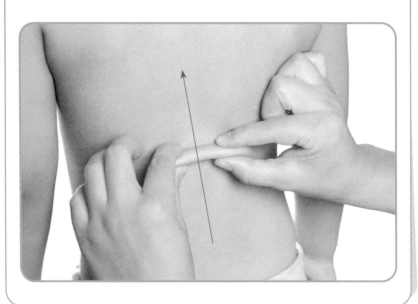

如果孩子有口臭、大便干燥等问题，主要的调理思路就是给孩子清理积食、疏通肝气。当孩子没有积食，胃气能够顺利往下走，口臭自然就会消失了；当孩子肝气疏通，不再郁结，他们的大便干燥症状也会得到改善。

d.肝气不舒的孩子，调理情绪很关键

肝气不舒的孩子，**尽量不要给他学业上的压力，要让他多出去运动，运动可以释放孩子的天性。**

很多家长望子成龙，望女成凤，可是如果持续给孩子施加压力，不但无法让孩子成龙成凤，甚至还会让他遭受疾病的折磨，最后连学都无法上。孰轻孰重，家长一定要区分清楚，对于孩子来说，身心健康永远是第一位的。

最关键的一点是，家长一定要放松，千万不要把各种压力带回家。家长放松了，孩子就不受影响了，慢慢地，他的身体就会越来越健康。

3 肝气不舒的孩子，可能脾虚、湿气重

（1）肝气不舒并脾虚的孩子舌形尖、舌头颜色淡白

家长描述 ▼

孩子2岁，舌质淡白，舌头前面红且有小红点。面色白，下眼睑有眼袋且发紫，上眼皮浮肿，鼻梁上面、两眼中间有青筋。身材瘦，饭量还可以，大便次数多，每天两三次，大便前段干（像羊粪蛋一样），后段正常。经常夜啼，睡觉时经常咽口水，脾气大。

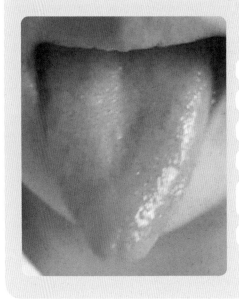

罗博士解析 ▼

舌形尖	压力大、肝气不舒
大便前干后正常	脾虚
脾气大	可能肝气不舒
有眼袋且发紫	脾阴不足
眼皮浮肿、鼻梁有青筋	脾虚
睡觉流口水	脾虚

这个孩子的舌象有两个特点：

第一，舌头颜色淡白。很多孩子的舌头颜色淡白，说明他体内的气血不充盈，这可能是脾阴、脾阳都不足的表现，只不过脾阴不足的症状不够明显。当家长给孩子补足气血以后，他的舌头就会开始变红，到那个时候还需要给他滋阴。

不过，无论是脾阳不足还是脾阴不足，都只能说明孩子有点儿脾虚而已。

第二，孩子的舌形尖代表他的压力大，肝气不舒，体内的气机有点儿郁结。

（2）肝气不舒、水湿重的孩子，舌形尖、舌头颜色偏红、舌头上有水泡状的凸起

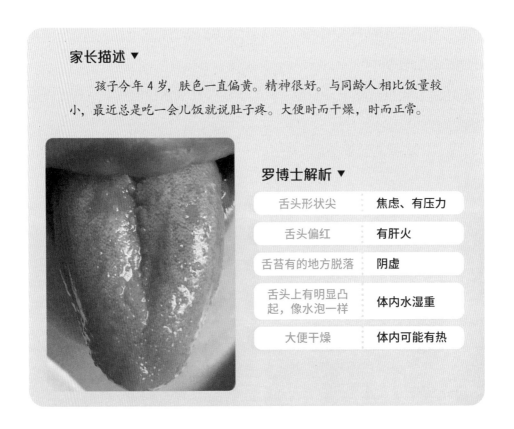

家长描述 ▼

孩子今年 4 岁，肤色一直偏黄。精神很好。与同龄人相比饭量较小，最近总是吃一会儿饭就说肚子疼。大便时而干燥，时而正常。

罗博士解析 ▼

舌头形状尖	**焦虑、有压力**
舌头偏红	**有肝火**
舌苔有的地方脱落	**阴虚**
舌头上有明显凸起，像水泡一样	**体内水湿重**
大便干燥	**体内可能有热**

这个孩子的舌象有四个特点：

第一，舌头形状比较尖。

舌形尖代表孩子时常会感到焦虑，有压力。现在很多孩子的舌头形状都很尖，甚至一些年龄很小的孩子也是如此。他们的压力是从哪里来的呢？其实，这些孩子在日常感受到的压力，很多都是父母带给他们的。

我曾经见过一个孩子的舌形很尖，当时我问他的妈妈："孩子的压力是焦虑引起的吗？"她一开始说："我天天带孩子玩儿，他怎么会有焦虑的情绪呢？"然后，这位家长仔细地回忆，想起她在怀孩子时，有段时间情绪非常焦虑——这就是家长把自身的体质遗传给孩子了。

除了遗传，也有一些孩子舌形变尖是受到了后天的压力影响。比如说家长总是让孩子去上各种"班"，孩子没有太多放松的机会，没有机会玩，他就会觉得压力大。

第二，孩子舌头颜色偏红。

这说明孩子的体内有肝火，这是肝气不舒、体质阴虚的表现。

现在有很多孩子，他们不仅舌头的颜色红，而且舌苔看起来也很厚，有这种舌象的孩子特别容易患上外感——肝气不舒，这会导致孩子体内的气机产生郁结，使他们体内的防御系统无法正常运转，导致外邪入侵。

第三，孩子的舌苔会变薄，甚至脱落。

阴虚体质的孩子舌苔就会变薄，甚至脱落。

第四，舌头上有刺状凸起。

孩子的舌头上出现很多红色的，像水泡一样的东西——这些像水泡一样（蕈状乳头），呈蘑菇状凸起的红点。如果这些小红点凸起了，像红刺一样，说明孩子体内有热。如果凸起没有那么红，有的甚至是白色的，像水泡一样，而且孩子的舌头上唾液看起来也很多的样子，就说明孩子体内的水湿比较重。

（3）肝气不舒、痰湿重的孩子容易感冒，舌形尖、舌质红、舌苔厚

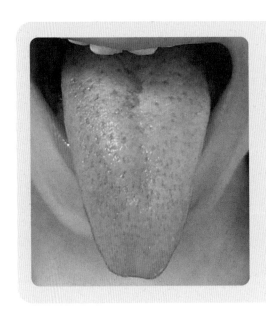

罗博士解析▼

舌形尖	肝气不舒，舌质红
舌苔厚	气机郁结，痰湿重

这个孩子的舌头有两个特点：

第一，舌头形状是尖尖的。

舌形尖说明孩子压力大，肝气不舒，体内有郁结。

第二，舌质红、舌苔厚。

舌质红说明孩子体内有热。孩子肝气不舒之后，会在体内郁而化火，使他的舌质变红，但是家长未必看得出来，因为他的舌苔厚，会把舌质完全遮住。舌苔厚又说明什么呢？说明孩子体内的痰湿重，这也是因为气机郁结，气血不通畅导致的。

（4）除了舌象，肝气不舒、湿气重的孩子还有哪些症状

a. 大便干燥

孩子大便次数多，每天 2~3 次，大便前段干（像羊粪蛋一样），后段正常。这样的孩子往往有点儿脾虚，也容易大便干燥。

b. 脾气大

体内有肝火的孩子肝气不舒，容易情绪不好，爱发脾气。

c. 下眼睑有眼袋且颜色发紫

孩子的下眼睑有眼袋，而且颜色发紫，说明他脾阴不足。如果孩子上眼皮浮肿，也说明他脾虚。

d. 两眼中间的鼻梁上有青筋

很多孩子眼睛中间的鼻梁上会有青筋，中医认为这个现象说明孩子脾虚。实际上，真的有学者对此进行过研究，并且做了很多调查。他们还去了幼儿园，把鼻梁上有青筋和鼻梁上没有青筋这两种类型孩子的身体状况进行了对比，得出结论：大多数鼻梁上有青筋的孩子的脾、肺都有些弱——肺气弱、消化不好、容易患上外感。

这个研究结果证明中医的诊断是有意义的，孩子两眼中间的鼻梁上的青筋，的确可以用来判断他们是否脾虚。

e. 睡觉时经常哭，老是咽口水

夜啼是一种病症，指孩子白天能安静入睡，入夜则啼哭不安。如果孩

子晚上经常哭，还经常咽口水，则说明他有点儿脾虚。

（5）肝气不舒、湿气重的孩子，家长应该如何调理

a. 用食疗的方法帮孩子疏肝、培补脾土

肝气不舒的孩子，第一步就是要疏肝。**最简单的疏肝方法就是带孩子出去玩儿，减轻孩子的各种压力——学业压力、生活压力，等等。让孩子学会放松，不要想太多。**

除了给孩子疏肝，当孩子有明显的阴虚症状，体内湿气也重（这说明他也脾虚，合在一起，就是我经常讲的脾阴不足），就需要先给他滋阴。脾阴不足是孩子现在经常出现的问题，多与过度吃肉有关，明代的中医缪希雍专门论述过。对于舌形尖、舌质红的肝气不舒的孩子，调理的过程会比较复杂。我一般坚持滋补脾阴的思路，因为将脾土补足，可以控制肝风内动。

如果孩子的舌形尖，舌质红，肝气不舒，家长可以用补脾镇肝汤调理。

补脾镇肝汤

配方：怀山药、莲子肉、薏苡仁、芡实、生地、沙参、麦冬各 6 克，生牡蛎（牡蛎的壳）15 克（3 岁以上孩子的用量）。有的孩子舌苔比较厚，家长还可以在这个方子里加上焦三仙和炒鸡内金，在滋阴补脾的同时消积食。

做法：把生牡蛎放入水中，先熬 20 分钟，然后把剩余的食材放入锅里，用小火煎半个小时。大约剩下 2 杯左右的汤汁，把汤汁滤出，晾凉。

叮嘱：①这道汤喝起来甜甜的，孩子很喜欢，可以像饮料一样服用。1 天服用 2 次即可，早晚各 1 杯，连续服用 1~2 个星期。

②大人脾阴不足，口干舌燥、舌头红、眼睛干、手心热，喝这个饮料也挺好的。

③一定要记住，这个方子虽然是食疗方，也是要注意适应证的，一定是舌形尖、舌质红的孩子才可以使用。

④生牡蛎就是牡蛎的壳，中医认为它咸，微寒，归肝、胆、肾经，具有平肝潜阳、重镇安神的作用。

b. 家长不要把自己的压力传递给孩子

不仅是孩子，现在有舌形尖、舌质红这种舌象的成年人也非常多。

孩子出现压力大、肝气不舒的症状，家长就要注意别让他再去上更多的辅导班，或是要求他必须考到班级第几名，要给孩子玩儿的时间。

根据我的观察，**舌形尖的孩子，他们的家长大多数都是满面忧愁，仿佛有很大的压力。**因此，孩子的舌形变尖，压力变大，我觉得家长们应该承担主要责任。如果看到自己的孩子舌头变尖了，家长就应该马上反省自己，是不是自己在无意间，把工作或者生活上的压力传递给孩子了？

虽然孩子的年纪很小，但是他们对于家长的情绪变化都是非常敏感的。**我认为家长应该努力让自己变得快乐，让自己保持一个好的心态。如果家长的心态好，每天都是开心的，没有忧愁，那么孩子就会受到家长的影响，变得开心起来。**

我经常讲，家长应该把身体调理好以后再生小孩，否则妈妈是阴虚体质，孩子也可能是阴虚体质。

c. 用捏积法帮助孩子

除了调节孩子的情绪，让他开心、快乐以外，我建议家长还要给孩子捏积，帮他强健脾胃。**孩子的脾胃之气补足之后，还能反过来调节自身的肝气不舒。**

捏积法

手法： 顺着脊柱的方向（从小朋友的臀部到颈部），用手指捏着孩子后脊背的皮肤向前捏 3 下，然后提 1 下，让孩子的肚皮离开床面。这样做，消除积食、调理脾胃的效果非常好。

....

叮嘱： 小朋友刚开始被捏积的时候可能不适应，因为捏积会有点儿疼，但是等适应以后，就会特别喜欢被捏积，不捏都不舒服。

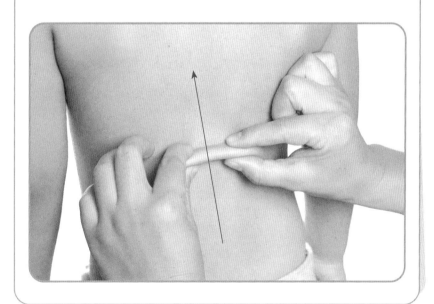

4 肝气不舒的孩子也可能肾气不足

家长描述 ▼

孩子今年10岁，脾气大，经常打嗝儿，晚上睡觉磨牙。

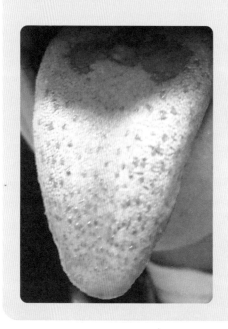

罗博士解析 ▼

舌形尖	压力大
舌尖红、无苔	有心火
舌苔厚	有积食或肝气郁结
舌根舌苔脱落	肾气不足
打嗝	脾胃气逆
磨牙	肝胆有热

这个孩子的舌象有四个特点：

第一，舌头形状比较尖。

健康的舌头应该是椭圆形的，如果孩子舌形尖，那就代表他的身体内有压力，压力越大，舌形越尖。

第二，舌尖颜色红。

如果家长发现孩子不仅舌形尖，而且舌尖的颜色比舌体的其他部位更红一些，甚至没有舌苔，这种情况意味着孩子有心火（除了成年女性因为来月经而产生的舌尖比较红的情况之外，一般人舌尖红，就意味着这个人有心火）。一般情况下，孩子承受的压力过大，情绪肯定不好。当坏情绪郁结于心，疏解不开，郁结就会化火，上焦有热，就会出现上火的症状。

第三，孩子舌苔厚，可能是积食或者肝气不舒引起的。

舌苔厚有几种可能，多数孩子的舌苔厚，都是由积食引起的。对于这样的孩子，家长采用正确的方法就能给他消积。除去这种普遍情况，还有少部分孩子舌苔厚，是由肝气不舒导致的。孩子情绪不好，疏解不开，身体里气机不通畅，中焦有气滞，就会导致肝气郁结，肠胃功能变弱。这时，孩子的舌头就会表现出舌苔厚的情况。

第四，舌头上的舌苔脱落。

一般来说，健康的舌头上应该是薄白苔（薄薄的白色舌苔），而舌根部位的舌苔会稍微厚一点儿，不应该脱落。

延伸阅读：舌根部位的舌苔厚，是不是积食严重

经常有朋友问我："我舌根部位的舌苔厚，是不是我积食严重？"其实不是的，正常的舌根部位上舌苔都是厚的。如果舌根部位的舌苔脱落，就意味着这个人很可能肾气不足。无论是孩子还是成人的舌根苔脱落，都应该引起重视。

曾经有个舌诊专家跟我说："如果我发现病人的舌根苔脱落了，我就会让这个人去检查一下，看看自己有没有肾炎。"这个专家说的

可能有点儿极端，但如果发现自己的舌根部位舌苔脱落，我们也不妨去做一下尿常规检查，看数据有没有什么异常，比如尿里是否有潜血、尿蛋白等，通过检查判断肾脏是否有问题。

我曾经见过有病人做完膀胱手术或肾结石手术之后，舌根部位的舌苔就脱落了，因此，我们需要通过检查排除肾脏疾病的可能性。

（2）肝气不舒、肾气不足的孩子需要消积、补肾气

a. 用消积饮先给孩子消积食

对于舌苔厚，肝气不舒的小朋友，我建议家长先给他消积。

> ## 消积饮
>
> **配方**：焦三仙、炒鸡内金各 6 克（这是 6 岁孩子的用量，年龄小的孩子酌情递减，如 3 岁的孩子每味药各用 3 克）。
>
> **做法**：倒入 2 杯水，开锅后再用小火煮 20 分钟。
>
> **用法**：每天饭后半小时喝，一般 1 天喝 3 次，每次煮够孩子当天喝的量就行。
>
> **叮嘱**：孩子积食的症状消失就不用再喝了。

一般孩子喝上两三天，积食就能消掉了。积食一消，舌苔自然就会变薄了。

如果给孩子服用了两三天焦三仙后，厚舌苔还是化不掉，家长就要考虑孩子是不是有肝气不舒的症状了。如果是由肝气不舒导致的厚舌苔，家长就需要给孩子调理情绪，疏通气机。孩子的情绪变好了，郁结才会慢慢地散掉，肝气才能舒缓。

b. 用三豆饮给孩子补肾气

对于除了肝气不舒，还有心肝有火、肾气不足症状的小朋友，我建议家长可以经常给他喝三豆饮。

三豆饮

配方：黄豆 50 克、绿豆 50 克、黑豆 50 克、白糖适量。

做法：将三种豆子洗净浸泡至涨后混合，往锅里多加点儿水，大火烧开，小火慢熬 2 个小时以上。

用法：当日煮当日喝，可当作豆沙饮料喝。

三豆饮中有三种豆子，它们的功效各有不同。

黑豆有补肾的作用。家长在购买黑豆的时候一定要选择豆皮是黑色，里边是绿色的芽的那种。对于肾气不足的孩子而言，多食用黑豆是有好处的。

　　黄豆有补脾的作用。只有脾胃强壮了，才能有效地运化食物。孩子不积食，厚舌苔就会慢慢化掉了。

　　绿豆有清热的作用。绿豆性凉，可以帮助心肝有火、上焦有热的孩子去火清热。

　　肾气不足、中焦有气滞、中焦脾胃弱、上焦有火的孩子，喝点儿三豆饮是有好处的。

　　家长在做三豆饮的时候，熬煮的时间可以长一点儿，熬2个小时以上，把豆子熬得像沙一样。煮好之后，给小朋友当豆沙饮料喝。

　　有的家长会带孩子去饮料店喝豆沙饮料，可这种豆沙饮料对孩子的健康并没有什么益处。如果家长能在家熬制三豆饮给孩子喝，对他的身体健康会非常有帮助。

5 肝气不舒的孩子也会伤阴

（1）肝气不舒导致伤阴的孩子舌形尖，舌头有较明显的小红点凸出

家长描述 ▼

我家男宝今年4岁，嘴唇白，脸色不好，偏瘦，整个人看着就像营养不良的样子，有时候会肚子疼，大便干燥。

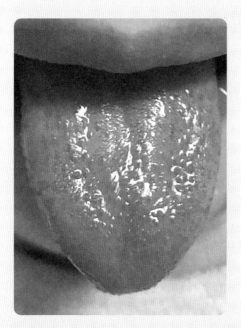

罗博士解析 ▼

舌形尖	肝气不舒，压力大
舌质暗红	阴虚，气血不足
舌头上有凸起红点	有内热
脸色不好	脾胃不足
体形偏瘦	正气不足，消化不好
肚子疼、大便干	胃肠问题
嘴唇白	气血不足

这个孩子的舌象有两个特点：

第一，舌头前端有一点儿尖，说明孩子的情绪可能不太好，压力有点儿大。

导致孩子有压力的原因有很多，有可能是他的学业负担过重，也有可能是家里的气氛紧张。

曾经有一位企业家的夫人跟我说，她的先生一回到家，家里所有人都会倒吸一口冷气，连带着这位企业家的父母在内，都会感觉很紧张。等到早上这位企业家出门上班了，他们所有人都会感觉松了一口气。这说明，家里只要有一个人情绪不好、向外发散压力，全家人都能感受得到。

还有一些母亲，她们在怀孕的时候情绪不好，压力大。如果这些压力没有被排解出去，也会影响孩子。

第二，这个孩子的舌头上小红点凸出，非常明显，说明他体内有热。体内有热，加上肝火的作用，会不断地消耗孩子体内的液体，包括血液（血液也属于阴）。孩子情绪不好、压力大，就会出现肝气不舒的症状。肝气不舒最容易导致肝火出现，使体内有热。因为肝属木，木生火，肝气郁结久了就会化火。肝气不舒、体内有肝火的孩子，他的舌头颜色往往会比别的孩子暗一些，这是肝火在他体内消耗津液的表现。

这位家长说孩子偏瘦，脸色不好，说明这个孩子可能脾胃不和。

中医认为，人的面部气色在一定程度上可以反映出胃的健康状态——**面部是胃经的行经部位，孩子脸色不好，有可能是脾或者胃出现了什么问题。孩子脾胃失和，就无法源源不断地为身体提供正气。体内正气不足，气血也会不足。**

当家长发现孩子脸色不好的时候，首先要考虑他是否脾胃不和。如果脾胃不和，他的消化功能就会变差，当身体吸收不到足够的营养，孩子就会渐渐变瘦。

这个孩子有时候会肚子疼，大便干燥——肚子疼跟肝气不舒也是有关系的，而大便干燥往往也是由阴虚、体内液体不足导致的。

（2）肝气不舒导致阴虚内热的孩子，舌形尖，舌头上有红点

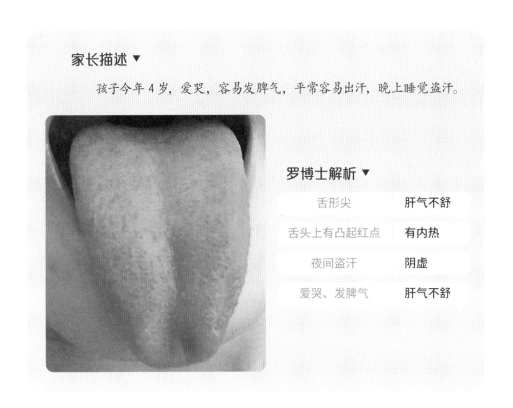

家长描述 ▼

孩子今年 4 岁，爱哭，容易发脾气，平常容易出汗，晚上睡觉盗汗。

罗博士解析 ▼

舌形尖	**肝气不舒**
舌头上有凸起红点	**有内热**
夜间盗汗	**阴虚**
爱哭、发脾气	**肝气不舒**

这个孩子的舌头有两个特点：

第一，舌形不是特别尖，但舌尖是尖尖的，说明他有压力，肝气不舒。

第二，舌头上有很多凸起的红点，说明孩子体内有热。

一般来说，每个健康的人的舌头上都会有凸起的红点，有的时候舌苔会把红点遮住，这是正常的现象。但如果孩子舌头上凸起的红点比较明显，就说明孩子身体内有热，而且，孩子身体内越热，舌头上的红点越明显。

家长说，孩子在天气正常的晚上盗汗——睡觉时出汗异常，白天也容易出汗，这说明他很有可能阴虚内热、肝气不舒。当然，气虚也可能导致孩子白天、夜晚都出汗，这和阴虚的表现是相似的，具体情况还是要结合孩子的舌象来进行分析判断。家长还说，孩子爱哭，容易发脾气，这也是肝气不舒的表现。

阴虚内热和肝气不舒这两个问题往往是结合在一起出现的。阴虚（肝阴不足），会引起肝气不舒；而肝气不舒，也会导致肝阴不足（阴虚）。

再来看看这个孩子，同样是肝气不舒、阴虚内热。

（3）肝气不舒、阴虚内热的孩子舌形尖，有地图舌、花剥苔，舌头上有明显裂纹

家长描述 ▼

孩子今年 5 岁，平时吃饭不太多。脾气变得越来越大。患有外耳道炎，春天时输液就没事儿，不输液就会发病。他的舌苔已经有半年都不太正常了，舌头上还有很明显的裂纹，我的舌头上也有这种裂纹，这会不会是遗传？

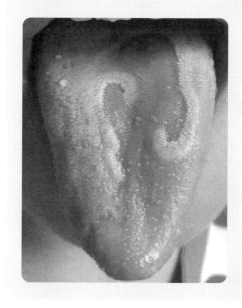

罗博士解析 ▼

舌形尖	有肝火，肝气不舒
舌苔薄、舌红	阴虚内热，脾阴不足
脾气越来越大	体内有热
吃饭不多	脾胃有问题
外耳道炎	上焦有热

这个孩子的舌象有三个特点：

第一，地图舌、花剥苔。

这个孩子的舌象是典型的地图舌、花剥苔，而且他的花剥苔已经能看出明显的图案了，这是孩子身体失调的表现，不是什么好现象。

第二，舌形尖。

孩子舌形看起来尖尖的，说明他有肝火。肝火的来源有很多，可能是家长自己有肝火，影响到孩子了；也可能是家长总是让孩子上学习班，给孩子施加压力，使孩子焦虑、紧张。这些情况都有可能使孩子的舌形变尖。舌形尖还说明孩子的体内的气机郁结，肝气不舒。

第三，舌头的颜色不太红。

健康的舌头，应该是红色的。如果体内气血不足的话，舌头就会是粉红色的。

第四，孩子的舌头上有很明显的裂纹。

这有可能是遗传，如果孩子年纪很小就出现了这种问题，可能是孩子妈妈在怀孕的时候把自己的体质遗传给孩子了。

古人说："舌苔由胃气所生。"如果我们用放大镜看舌苔的话，就会发现舌苔的成分特别复杂，包括了蕈状乳头、微生物，等等。这些东西都需要特别稳定的环境才能生存。当孩子体内的环境有所改变时，他的舌苔就会跟着发生变化。孩子体内干燥，比如说阴虚内热的时候，就会使舌头变得干燥起来。舌头变得干燥了，有些微生物就无法生存了，孩子的舌苔就会慢慢变薄。

阴虚内热的舌象是舌红、苔薄甚至无苔——舌苔薄到一定程度就会消失。在多数情况下，当家长发现孩子的舌苔越来越薄，甚至开始一块一块地脱落了，就要意识到这是孩子阴虚内热、脾阴不足的表现。

根据家长的描述，这个孩子平时吃饭不太多，脾气越来越大。一般来说，脾气越来越大是因为他的体内有热，吃饭不太多也是因为脾胃出现了问题。

孩子还患有外耳道炎，这说明孩子的上焦有热，火气聚集到他的耳朵上了。

孩子身体出现问题的原因比较复杂，有遗传影响、家庭饮食起居影响、家长性格影响，等等。我们常说母子连心，其实并不只是在说感应方面的东西，实际上这种"连心"是会在多层次上体现的。家长和孩子每天都生活在同样的生活环境里，吃同样的饭，生活模式也差不多，在这种情况下，孩子很容易就会受到家长的影响。因此，我要提醒各位家长，**想让孩子不生病，家长也需要注意自己的生活习惯和身体状况。**

（4）肝气不舒、阴虚内热的孩子应该如何调理

a. 家长首先要学会自我减压，再想法让孩子放松，给他减压

如果家长自身的压力都没有减轻，想不通，放不下，活得不快乐，无形中一些负面的能量就会传给孩子，这样，孩子怎么能不受影响呢？

家长不仅要给自己减压，也请记住不要给孩子施压。

一方面，家长要帮助孩子调整情绪，就得带他出去玩儿。在钢筋混凝土的城市里，孩子的情绪容易郁结。要到郊外、田野，或者森林中去玩儿，多带他出去接触大自然，让他没有压力地玩儿。但凡周末有空，就带孩子出去玩儿，有机会的话，最好带他去农村住两三周，甚至住一两个月才好呢！同时，也不要让孩子去上太多"班"——如果兴趣班是去玩儿的，能让孩子觉得放松，那就去上。如果辅导班是要按成绩排名次的，我建议家长就别让孩子去了。

另一方面，家长也要放松，要快乐起来。家长如果每天看起来都是抑郁的样子，用这种状态带孩子出去玩儿，也是没用的，家长一定要注意调节整个家庭的气氛。

b. 不要让孩子吃太多热性的肉

家长要注意，阴虚内热、肝气不舒的孩子，要注意尽量少给他吃牛羊肉这些温性、热性的肉。

我们在做牛羊肉的时候，一般爱往里边加花椒和大料调味。本身牛肉、羊肉已经是温性、热性的了，又加上热性的辛香料，这些肉就会热上加热，孩子吃了就会伤阴。

c. 用乌梅白糖汤给孩子润肝阴，收降火

家长平时可以做点儿乌梅白糖汤给小朋友喝。因为乌梅是酸的，白糖是甘的，乌梅白糖在一起，能起到酸甘化阴的作用，可以润肝阴，收降火。

乌梅白糖汤

配方：5 颗乌梅（要去药店买），2 勺白糖。

做法：以上食材加水，大火烧开，然后小火熬 2 个小时以上。

用法：这个汤可以当作饮料给孩子喝。

实际上，常吃一些养阴的食物对阴虚体质的孩子是有好处的。像这样的孩子，可以经常炖点儿梨汤给他喝，平时给他吃点儿莲藕、山药等，都能起到调理阴虚体质的作用。

d. 用捏积法给孩子按摩

要帮助孩子调理身体，家长还可以用捏积法给孩子按摩。

捏积法

手法： 顺着脊柱的方向（从小朋友的臀部到颈部），用手指捏着孩子后脊背的皮肤向前捏 3 下，然后提 1 下，让孩子的肚皮离开床面。这样做，消除积食、调理脾胃的效果非常好。

叮嘱： 小朋友刚开始被捏积的时候可能不适应，因为捏积会有点儿疼，但是等适应以后，就会特别喜欢被捏积，不捏都不舒服。

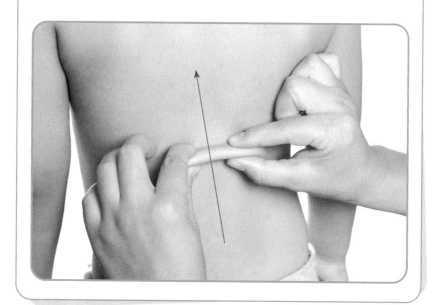

e. 用补脾镇肝汤给孩子滋阴补脾

如果孩子阴虚内热、脾阴不足，家长给他滋阴补脾的同时，也要给他镇肝熄风。

补脾镇肝汤

配方： 怀山药、莲子肉、薏苡仁、芡实、生地、沙参、麦冬各 6 克，生牡蛎（牡蛎壳）15 克（3 岁以上孩子的用量）。有的孩子舌苔比较厚，家长还可以在这个方子里加上焦三仙和炒鸡内金，在滋阴补脾的同时给他消积食。

做法： 把生牡蛎放入水中，先熬 20 分钟，然后把剩余的食材放入锅里，用小火煎半个小时。大约剩下 2 杯左右的汤汁，把汤汁滤出，晾凉。

叮嘱： ①这道汤喝起来甜甜的，孩子很喜欢，可以像饮料一样服用。1 天服用 2 次即可，早晚各 1 杯，连续服用 1~2 个星期。
②大人脾阴不足，口干舌燥、舌头红、眼睛干、手心热，喝这个饮料也挺好的。

有生地、沙参、麦冬这些有滋阴作用的药，孩子服用一段时间之后，他被伤到的阴就能慢慢地补足。

　　如果孩子气血不足，补血的思路也是要先补脾，当脾恢复健康了，它就能吸收营养物质，继续化生血液，补足孩子体内的血液亏损。

　　补脾消积米是一种很好的滋补食材，但是体内有热的孩子，我建议家长先不要给他们单独吃——因为补脾消积米比较滋补。如果孩子体内有热，给他吃补脾消积米时，要用生地 6 克、沙参 6 克、麦冬 6 克，熬水配合补脾消积米的服用。

　　一般的孩子，我们都是用从下往上的手法捏积，这样做有助于疏通孩子的督脉，使阳气生发，起到强健脾胃的作用。但如果孩子有地图舌、花剥苔的舌象，就说明他体内的热比较厉害，这时候家长就应该从上往下给他捏积，效果会更好。

　　有地图舌、花剥苔舌象的孩子，身体状态并不稳定，家长要及时帮他调整，不能让孩子的身体状况越变越糟。

第 8 章

保护孩子的健康，
要从生活点滴做起

◎ 培养孩子的饮食习惯是关键

在孩子三四岁的时候，家长就要给孩子建立合理的饮食习惯，不要过度喂养。

◎ 导致孩子身体失常的重要原因是什么

父母对孩子过度关心，会让孩子的身心失衡。

◎ 儿童时期的教育，对孩子来说非常关键

在溺爱中长大的孩子，一旦进入了社会，会备受挫折，失意落魄在所难免。

1 想要孩子健康，
就得培养他健康的饮食习惯

我见过很多孩子身体出现各种病症，归根结底，其实都和脾胃的状态密切相关。想要调理孩子的脾胃，从他的一日三餐上着手是最合适的，因为每一顿饭都是帮助孩子调理身体的机会。

一般来说，在孩子三四岁，饮食习惯开始成形的时候，家长就要做到心中有数，给孩子打下健康饮食的基础，不能过度喂养。

严格来说，长到6岁的孩子，他的饮食习惯已经有点儿难以改变了，但是家长一定要努力帮他调整——如果这时候还不给孩子纠正不健康的饮食习惯，一味顺着孩子的喜好来，想吃什么就吃什么，那么等他长到十几岁的时候，常年饮食不当对身体造成的伤害一直积累，不曾消除，他就可能出现身体虚弱、特别胖、易生病等各种问题。

我也见过很多家长发来的孩子的舌象图。我收到的那些照片，里面有百分之八九十的孩子，身体出现的问题都跟积食有一定的关系。我常常想，这些家长们为什么不能发一点儿没有积食的孩子的照片来呢？

当我看到那么多的孩子身体都有或轻或重的积食症状，就发现这个问题的严重性一直以来都被我们低估了。在孩子的饮食问题上，家长一定不能掉以轻心啊。

2 父母的溺爱，
是导致孩子身体失常的重要原因

　　有一位外地的朋友来找我，想请我去看看一个小伙子的身体到底出了什么毛病。我去了之后，发现这个小伙子看起来瘦瘦的，有些文弱的感觉。他的家人告诉我，家里安排这个小伙子去了一家大型企业上班，但他去了以后才干几天，就头晕、无力，结果请了病假回家。而他一回家就什么事儿都没有，再上班，还是不行。

　　我看了他的身体，没有什么明显的问题，就问他平时生活习惯如何。结果，这家人对我一讲，我就彻底明白了。

　　怎么回事呢？原来，这孩子在家里就是皇帝，饭来张口、衣来伸手。家人从小就溺爱他，从来不敢违背他的意愿。但凡他想做的事儿，就一定要做，他不想做的，就坚决不做，仿佛全世界都围着他转。

　　结果，到了单位，这孩子发现世界完全不是这样的，原来他这20多年所处的环境都是虚假的，因此，不止精神上，他的身体上也有不良反应。但是他一回家打电子游戏，回到他熟悉的环境里了，就一切正常。

　　我给他的家人出了些主意，因为他上班确实很痛苦，我建议先安排他休假，然后让他离开家庭，独自生活一段时间。当时他们家所有人都反对，说他现在无法离开父母，离开一天都活不了，而且他会觉得家里人对他的关爱都没有了。

他们没有采纳我的建议。

后来，我听说这个孩子连单位看大门的活儿都干不了，做任何工作都超不过1周，最后只好在家里玩游戏。我想，这个家庭未来会很痛苦吧。

这样的情况我见得太多太多了，例子举多了，我都怕得罪周围的朋友。因为我的朋友中，为此而发愁的就有很多。我现在一听到类似的情况，就会先了解这些孩子当年的家庭教育环境是什么样的。

儿童时期的家庭教育，对孩子而言实在是太关键了，这会影响孩子一生的性格。但是现在却有太多家庭，对此毫不在意，以为对孩子好的方式就是顺从孩子，把一切美好的东西都给他。其实，关于规矩的教育也是必不可少的。如果过分溺爱，最终会令孩子未来无法适应社会，其结果会很悲惨的。对不起，不用"悲惨"两个字，我觉得都无法形容受溺爱的孩子的未来。

对孩子的溺爱来自各方面，有些父母对孩子言听计从，把孩子的需求放在首位。就像前面那位母亲，会整晚不睡觉，一直看着孩子，害怕孩子咳嗽。实际上，这个孩子一天也就咳嗽那么几声而已，但是家长却紧张得不得了。

还有一些家长，深信自己的孩子身体虚弱，到处求访名医，买各种补药给孩子吃。曾经有一个孩子的母亲，一见到我，就拉着我的衣服，浑身发抖地哭着说："快救救我的孩子吧，我的孩子身体虚啊。"此时，她的小女儿正紧紧地依偎着母亲，吓得呜呜直哭。

我回答："这孩子的身体失调，全部缘于你，你什么时候情绪正常了，孩子的身体一定会恢复的（其实，这孩子的身体并没有什么问题）"。

最后，我都已经给这位母亲解释清楚问题的来源了，到我要走的时候，她却又哀求我："您就给开个补药吧。"

根据我的观察，这种父母对孩子异常关心的家庭，都有个特点，那就是家庭结构有问题。比如，很多家庭是女性掌权，孩子父亲的性格往往特别温柔，在家里没有什么发言权。甚至，还有父亲位置缺失的，比如说父亲常年不回家，不参与孩子的教育，或者是单亲母亲独自带着孩子。

前面我说的那个无法工作的小伙子，就是父母离异，他的继父觉得不能对这个孩子狠，要体现关爱，所以全家溺爱。

因此，我每次遇到这样的家庭，都会让他们全家开会，讨论一下，未来该怎么办。我想，如果家庭关系不理顺，恐怕孩子会被一直溺爱下去，医生怎么说，都是没什么作用的。

除了父母溺爱孩子之外，我见到更多的，是孩子的爷爷奶奶、外公外婆溺爱孩子。这种隔辈的溺爱，有的简直"令人发指"。

比如，我见过全家做了一桌子的菜，小朋友看到后，眉头一皱，说不喜欢吃，就要吃比萨。结果，姥姥立刻就出去买比萨——谁拦着，就跟谁急。

我还见过这样的，孩子五年级了，连系鞋带都要爷爷奶奶来做，吃饭还要爷爷奶奶喂。这位爷爷说："只要我的孙子咳嗽好了，我立刻去死都可以！"

有一次在深圳一酒店的自助餐厅，我看到这样一幕——孙子想要吃三文鱼生鱼片，结果，爷爷立刻把陈列盘里面所有的生鱼片，用大夹子那么一搂，全部装到自己的盘子里，给孙子拿回去吃，全然不顾后面的食客。

还有一次，在一个风景区，我看到一位爷爷说："谁要是挤到我的孙子，我就跟他拼老命了！"

对于大人来讲，他们觉得这是对孩子好，觉得自己很伟大，付出了很多，但是他们不知道，这样的溺爱，最终伤害的却是孩子。

孩子在如此"关爱"下成长，会变得非常自我，他们会感觉一切都是围绕着自己来转的。这样的性格一旦形成，他们将来进入社会的时候，会备受挫折，会觉得这个世界与之前完全不同，他们就会想立刻逃回家。可是，老人、父母迟早都是要离开这个世界的，到那个时候，孩子能逃去哪里呢？最终，失意落魄恐怕是难免的了。

被溺爱的孩子性格往往有问题，在经受挫折之后会比别人受伤更重，会逃避社会，甚至还会出现心理问题，进而导致身体出现问题。

我明显地感觉到，现在这一波浪潮开始了，当年的独生子女，已经有很多开始出现问题了。

更严重的是，这样被溺爱着长大的孩子，还会危害社会。现在有很多年轻人造成的暴力事件，那种开车撞了人，下车看被撞者没有死，还"补上几刀"的人，就有好几个是开着轿车上大学的。

既然溺爱孩子的后果如此严重，那么家长该怎么办呢？

第一，全家开会，统一思想。

有溺爱孩子倾向的家庭，如果意识到了这个问题，就必须全家开会，统一思想。要意识到，现在在某些方面对孩子严厉，才是真正地对孩子的未来负责。家庭的每个成员都要担起责任，从自己做起，以身作则来影响孩子。

很多家庭通常都是到孩子生病的时候，才意识到这个问题。

第二，理顺家庭关系。

很多家庭的父亲职责缺失。比如前面我讲到的那个认为孩子身体虚，需要大补的家庭，孩子的父亲就是一个特别憨厚的人，在我给孩子检查的时候，他站在边上一直不说话。我对他说："你一定要担起责任，引导家里的气氛导向，不能一味顺着孩子母亲的想法走。"古代讲慈母严父，父亲在家庭里往往能起到监督的作用，如果父亲的职责缺失，母亲就可能会溺爱孩子。

有很多家庭都是爷爷奶奶或者外公外婆溺爱孩子，这意味着父母的职责缺失。比如，父母忙于事业，由老人来带孩子，结果四位老人互相比着对孩子好，这就会出现孩子都上小学五年级了，还要长辈喂饭的情况。

出现这种情况，父母必须要放弃一部分利益，回到家庭，担起带孩子的责任。这样才能使家庭关系正常。

第三，学习传统文化。

我观察到一个有趣的现象——这种家长溺爱孩子的行为，在北方非常多，而在南方，比如在广东，却非常少。为什么呢？因为在南方，传统文化氛围还是很浓厚，很多村子还有宗族观念，他们以老人为尊，有长幼有序的观念。老人不但不会溺爱孩子，还会教给孩子规矩，比如吃饭的时候不能在盘子里翻来翻去地挑菜，吃完饭后，要对长辈说"爷爷奶奶我吃好了，您慢吃"，等等。这些规矩看似严厉枯燥，但是对孩子的成长非常有好处。**不挑食的孩子，身体就健康。懂规矩的孩子，就能更好地与人相处。**

其实，我吃饭后对大家说"我吃好了，您慢吃"的习惯，也是在小时候被父亲教育出来的。没有做到，可是要挨打的，但这个习惯的养成对我来说确实是有益的。有人说罗博士很文雅，其实，这都是父亲教育的结果。

有的网友说得好：现在很多人都反对传统文化教育，可一旦社会上出了什么令人气愤的事件，他们就会指责："唉，中国人啊，无药可救！"

其实，传统教育里面有很多合理的地方，符合人类在一起共同生活的原则。

第四，隔离"溺爱者"。

如果上天可怜这个孩子，让这个溺爱孩子的家庭意识到问题了（这对孩子来说，是多么幸运啊），那么，这个家庭就要有意识地将溺爱者与孩子慢慢隔离开。

这种隔离对溺爱者来说刚开始会非常痛苦，但如果是真的想对孩子好，则必须这么做。除非溺爱者心里想的是满足自己，对孩子的未来无所谓。

总之，溺爱孩子是个大问题，而现在中国有很多家庭溺爱孩子的情况都很严重。我觉得，溺爱孩子对大人没有什么影响，不过是潜意识满足自己泛滥的爱心而已，但对孩子来讲，这样做却特别残酷，甚至可能把孩子的未来毁掉。**可是，让正在溺爱孩子的家长，意识到自己在溺爱，实在是太难了，弄不好他们会说："我和你拼了！"**

因此，让家长意识到溺爱的悲惨后果，并改变溺爱孩子的行为，是一件多么有意义、多么任重而道远的事啊！

图书在版编目（CIP）数据

图解儿童舌诊 / 罗大伦著 . -- 南昌：江西科学技
术出版社 , 2019.7（2022.3 重印）
ISBN 978-7-5390-6850-3

Ⅰ . ①图… Ⅱ . ①罗… Ⅲ . ①小儿疾病 – 舌诊 – 图解
Ⅳ . ① R241.25-64

中国版本图书馆 CIP 数据核字 (2019) 第 122195 号

国际互联网（Internet）地址：http://www.jxkjcbs.com
选题序号：ZK2018409　　　图书代码：B19094-105

监　　制 / 黄利　万夏
项目策划 / 设计制作 / 紫图图书 ZITO®
责任编辑 / 李玲玲
特约编辑 / 马松　张美可
营销支持 / 曹莉丽

图解儿童舌诊

罗大伦 / 著

出版发行	江西科学技术出版社	
社　　址	南昌市蓼洲街 2 号附 1 号　邮编 330009	
	电话:（0791）86623491　86639342（传真）	
印　　刷	艺堂印刷（天津）有限公司	
经　　销	各地新华书店	
开　　本	710 毫米 ×1000 毫米　1/16	
印　　张	16	
印　　数	46001-53000 册	
字　　数	175 千字	
版　　次	2019 年 7 月第 1 版　2022 年 3 月第 5 次印刷	
书　　号	ISBN 978-7-5390-6850-3	
定　　价	69.90 元	

赣版权登字 -03-2019-141　　版权所有　侵权必究
（赣科版图书凡属印装错误，可向承印厂调换）